中医歌诀白话解丛书

U0206396

药性赋

白话解

（第二版）

总主编　郭　栋　乔明琦

编　著　王加锋　程守祯

中国健康传媒集团

中国医药科技出版社

内 容 提 要

　　本书是《药性赋白话解》的第二版。《药性赋》原书无著作者。据考证应为金元时期作品。因该书以赋体行文，言简意赅，朗朗上口，历来为初学中药者必读之书。因该书究系数百年前的著作，文词过简，读之难以深悟，因而加以适当语译，以实用、简洁为原则。对原书论述不尽正确之处。在白话解中直接改正。本书适合于中医院校学生和中医爱好者阅读参考。

图书在版编目（CIP）数据

　　药性赋白话解/王加锋，程守祯编著 . —2 版 . —北京：中国医药科技出版社，2016.2
　　（中医歌诀白话解丛书/郭栋，乔明琦主编）
　　ISBN 978 - 7 - 5067 - 8071 - 1

　　Ⅰ . ①药… Ⅱ . ①王… ②程… Ⅲ . ①中药性味 ②《药性赋》- 译文 Ⅳ . ①R285.1

　　中国版本图书馆 CIP 数据核字（2015）第 314164 号

美术编辑 陈君杞
版式设计 郭小平
文字统筹 赵士奎

出版 **中国健康传媒集团**｜中国医药科技出版社
地址　北京市海淀区文慧园北路甲 22 号
邮编　100082
电话　发行：010 - 62227427　邮购：010 - 62236938
网址　www.cmstp.com
规格　880 × 1230mm $\frac{1}{32}$
印张　6 $\frac{1}{4}$
字数　114 千字
初版　2012 年 6 月第 1 版
版次　2016 年 2 月第 2 版
印次　2024 年 4 月第 5 次印刷
印刷　大厂回族自治县彩虹印刷有限公司
经销　全国各地新华书店
书号　ISBN 978 - 7 - 5067 - 8071 - 1
定价　**19.80 元**

获取新书信息、投稿、为图书纠错，请扫码联系我们。

版权所有　盗版必究
举报电话：010 - 62228771
本社图书如存在印装质量问题请与本社联系调换

再版前言

　　《药性赋》原书未著作者。据考证应为金元时期作品。因该书以赋体行文，言简意赅，朗朗上口，历来为初学中药者必读之书。由于原书为古文所写，对现代初学中医的人来说，还有不易理解之处，为此，山东中医药大学中医学院的学科带头人与专业骨干一起，对原书逐字逐句地加以了注释和白话解。注释简明扼要，白话解通俗易懂，以期让读者能更便利地了解原文的精髓。对学习和理解原书起到非常重要的辅助作用。

　　本书自 2012 年上市之后，深受读者的欢迎，经多次重印，仍供不应求，是大中专院校师生必备的简明中医实用读物。

　　本次修订，在初版的基础上，进一步完善了白话解的内容，力求译文更加准确，更能反映原文的主旨。同时，为了提升读者的阅读感受，本次修订在装帧和纸张的选择上做了全新的设计。经过这些细节的打磨，本书更加实用，易学易记，可供中医爱好者、中医院校师生及中医临床工作者学习使用。

编　者
2016 年 1 月

前　言

　　班固《汉书·艺文志》曰："至齐之得，犹磁石取铁，以物相使"，学医者要取得"磁石取铁"的功效，得到"至剂"，首先要学习"相使"之药性。《药性赋》就是古代有名的概述药性的赋体著作，作者巧妙地运用赋这种文体，将248种常用中药按药性分寒、热、温、平四类，描述其性味特点及其功用。对于性味相近的药物，作者尽量放在一起解说，其同异一目了然。同时，骈句赋体读来韵味悠长，朗朗上口，避免了直白叙述的冗长、枯燥。可惜作者已不可考，但从行文上考证此书大致为金元时代作品。元明清各代曾有数位医家对其进行增改，但因该书对药物的药性概括精炼，言简意赅，特别便于初学者诵读记忆，所以仍不失为初学者掌握中药的重要启蒙书和必读书。

　　因该书究系数百年前的著作，又囿于文体，虽读起来上口，但许多地方已不易被现在的读者完全理解，故需做白话文释解，以方便现代读者的尽快掌握。

　　本书包括【歌括】【注释】【白话解】【药性分析】【功效】【应用】【用量用法】【使用注意】【附方】等部分，目的是让读者识药名、懂药性、解功用。

　　中药名有许多是异读难识之字，故不管是在原文中还是注解中，只要出现这样的字，我们都用现代汉语拼音标出，以清除识读的拦路虎，原书所选的中药大多都有别名、俗名，我们也在注释中列出，以增加对药物的直观感受。书中涉及犀角、虎骨等禁用药材，现在用水牛角、狗骨代替。

虽然原书对所选药物做了寒、热、温、平的大致划分，但具体到每一味药的四性五味、升降浮沉、君臣佐使、有毒无毒、归经、配伍、禁忌等尚需详细了解才能真正懂得药性。故我们分列【药性分析】【用量用法】【功效】【使用注意】几项对每味药做了一一解析，力求清晰明了，易读易记。

药归方中，方得其用。在每味药的最后我们列出古代经典经方著作以作为主药的药方，以便读者分析参考，进而运用于临床。

编写过程中，对个别错简碎文之处我们作了简单的订正，对原书药物归经药性解读的欠妥之处，并未作改动，目的是尽量保持原书的整体性，以免破坏原书的韵味。

为使读者更全面地了解药性，我们在"附录一"中引用了古代其他有关药性的著名歌诀，如中药十八反、十九畏歌等，并作了简单的注释，以与本赋互相参验。

为方便读者更快查到药物，"附录二"我们编写的是药名索引。

我们希望释解之后的《药性赋》不再只是初学者的启蒙书，更要成为研究者的参考书，临床医者的必备书。

编写时间紧迫，编者知识水平所限，缺点错误只求读者直接斧正。

编　者
2012 年 3 月

目录

药性赋

诸药赋性，此类最寒。

犀角解乎心热；羚羊清乎肺肝。泽泻利水通淋而补阴不足；海藻散瘿破气而治疝何难。闻之菊花能明目而清头风；射干疗咽闭而消痈毒；薏苡理脚气而除风湿；藕节消瘀血而止吐衄。瓜蒌子下气润肺喘兮，又且宽中；车前子止泻利小便兮，尤能明目。是以黄柏疮用，兜铃嗽医。地骨皮有退热除蒸之效；薄荷叶宜消风清肿之施。宽中下气，枳壳缓而枳实速也；疗肌解表，干葛先而柴胡次之。百部治肺热，咳嗽可止；栀子凉心肾，鼻衄最宜。玄参治结热毒痈，清利咽膈；升麻消风热肿毒，发散疮痍。尝闻腻粉抑肺而敛肛门；金箔镇心而安魂魄。茵陈主黄疸而利水；瞿麦治热淋之有血。朴硝通大肠，破血而止痰癖；石膏治头痛，解肌而消烦渴。前胡除内外之痰实；滑石利六腑之涩结。天门冬止嗽，补血润而润肝心；麦门冬清心，解烦渴而除肺热。又闻治虚烦、除哕呕，须用竹茹；通秘结、导瘀血，必资大黄。宣黄连治冷热之痢，又厚肠胃而止泻；淫羊藿疗风寒之痹，且补阴虚而助阳。茅根止血与吐衄；石韦通淋与小肠。熟地黄补血且疗虚损；生地黄宣血更医眼疮。赤芍药破血而疗腹痛，烦热亦解；白芍药补虚而生新血，退热尤良。若乃消肿满逐水于牵牛；除毒热杀虫于贯众。金铃子治疝气而补精血；萱草根治五淋而消乳肿。侧柏叶治血山崩漏之疾；香附子理血气妇人之用。地肤子利膀胱，可洗皮肤之风；山豆根解热毒，能止咽喉之痛。白鲜皮去风治筋弱，而疗足顽痹；旋覆花明目治头风，而消痰嗽壅。又况荆芥穗清头目便血，疏风散疮之用；栝楼根疗黄疸毒痈，消渴解痰之忧。地榆疗崩漏，止血止痢；昆布破疝气，散瘿散瘤。疗伤寒、解虚烦，淡竹叶之功倍；除结气、破瘀血，牡丹皮之用同。知母止嗽而骨蒸退；牡蛎涩精而虚汗收。贝母清痰止咳嗽而利心肺；桔梗开肺利胸膈而治咽喉。若夫黄芩治诸热，兼主五淋；槐花治肠风，亦医痔痢。常山理痰结而治温疟；葶苈泻肺喘而通水气。此六十六种药性之寒者也。

药有温热，又当审详。

欲温中以荜茇；用发散以生姜。五味子止嗽痰，且滋肾水；腽肭脐疗痨瘵，更壮元阳。原夫川芎祛风湿，补血清头；续断治崩漏，益筋强脚。麻黄表汗以疗咳逆；韭子壮阳而医白浊。川乌破积，有消痰治风痹之功；天雄散寒，为祛湿助精阳之药。观夫川椒达下，干姜暖中。胡芦巴治虚冷之疝气；生卷柏破癥瘕而血通。白术消痰壅、温胃，兼止吐泻；菖蒲开心气、散冷，更治耳聋。丁香快脾胃而止吐逆；良姜止心气痛之攻冲。肉苁蓉填精益肾；石硫黄暖胃驱虫。胡椒主去痰而除冷；秦椒主攻痛而去风。吴茱萸疗心腹之冷气；灵砂定心脏之怔忡。盖夫散肾冷、助脾胃，须荜澄茄；疗心痛、破积聚，用蓬莪术。缩砂止吐泻安胎、化酒食之剂；附子疗虚寒反胃、壮元阳之方。白豆蔻治冷泻，疗痛止痛于乳香；红豆蔻止吐酸，消血杀虫于干漆。岂知鹿茸生精血，腰脊崩漏之均补；虎骨壮筋骨，寒湿毒风之并祛。檀香定霍乱，而心气之痛愈；鹿角秘精髓，而腰脊之痛除。消肿益血于米醋；下气散寒于紫苏。扁豆助脾，则酒有行药破结之用；麝香开窍，则葱为通中发汗之需。尝观五灵脂治崩漏，理血气之刺痛；麒麟竭止血出，疗金疮之伤折。麋茸壮阳以助肾；当归补虚而养血。乌贼骨止带下，且除崩漏目翳；鹿角胶住血崩，能补虚羸劳绝。白花蛇治瘫痪，疗风痒之癣疹；乌梢蛇疗不仁，去疮疡之风热。乌药有治冷气之理；禹余粮乃疗崩漏之因。巴豆利痰水，能破寒积；独活疗诸风，不论新久。山茱萸治头晕遗精之药；白石英医咳嗽吐脓之人。厚朴温胃而去呕胀，消痰亦验；肉桂行血而疗心痛，止汗如神。是则鲫鱼有温胃之功；代赭乃镇肝之剂。沉香下气补肾，定霍乱之心痛；橘皮开胃去痰，导壅滞之逆气。此六十种药性之热者也。

温药总括，医家素谙。

木香理乎气滞；半夏主于湿痰。苍术治目盲，燥脾祛湿宜用；萝卜去膨胀，下气制面尤堪。况夫钟乳粉补肺气，兼疗肺虚；青盐治腹痛，且滋肾水。山药而腰湿能医；阿胶而痢嗽皆止。赤石脂治精浊而止泄，兼补崩中；阳起石暖子宫以壮阳，更疗阴痿。诚以紫菀治嗽，防风驱风，苍耳子透脑止涕，威灵仙宣风通气。细辛去头风，止嗽而疗齿痛；艾叶治崩漏、安胎而医痢红。羌活明目驱风，除湿毒肿痛；白芷止崩治肿，疗痔瘘疮痈。若乃红蓝花通经，治产后恶血之余；刘寄奴散血，疗烫火金疮之苦。减风湿之痛则茵芋叶；疗折伤之症则骨碎补。藿香叶辟恶气而定霍乱；草果仁温脾胃而止呕吐。巴戟天治阴疝白浊，补肾尤滋；元胡索理气痛血凝，调经有助。尝闻款冬花润肺，去痰嗽以定喘；肉豆蔻温中，止霍乱而助脾。抚芎走经络之痛；何首乌治疮疥之资。姜黄能下气、破恶血之积；防己宜消肿、祛风湿之施。藁本除风，主妇人阴痛之用；仙茅益肾，扶元气虚弱之衰。乃曰破故纸温肾，补精髓与劳伤；宣木瓜入肝，疗脚气并水肿。杏仁润肺燥止嗽之剂；茴香治疝气肾病之用。诃子生精止渴，兼疗滑泄之疴；秦艽攻风逐水，又除肢节之痛。槟榔豁痰而逐水，杀寸白虫；杜仲益肾而添精，去腰膝重。当知紫石英疗惊悸崩中之疾，橘核仁治腰痛疝气之㿗。金樱子兮涩精；紫苏子兮下气涎。淡豆豉发伤寒之表；大小蓟除诸血之鲜。益智安神，治小便之频数；麻仁润肺，利六腑之燥坚。抑又闻补虚弱、排疮脓，莫若黄芪；强腰脚、壮筋骨，无如狗脊。菟丝子补肾以明目；马蔺花治疝而有益。此五十四种药性之温者也。

　　详论药性，平和惟在。

　　以硇砂而去积；用龙齿以安魂。青皮快膈除膨胀，且利脾胃；芡实益精治白浊，兼补真元。原夫木贼草去目翳，崩漏亦医；花蕊石治金疮，血行则却。决明和肝气，治眼之剂；天麻主头眩，祛风之药。甘草和诸药而解百毒，盖以性平；石斛平胃气而补肾虚，更医脚弱。观乎商陆治肿，覆盆益精。琥珀安神而散血；朱砂镇心而有灵。牛膝强足补精，兼疗腰痛；龙骨止汗住泄，更治血崩。甘松理风气而痛止；蒺藜疗风疮而目明。人参润肺宁心，开脾助胃；蒲黄止崩治衄，消瘀调经。岂不以南星醒脾，祛惊风痰吐之忧；三棱破积，除血块气滞之症。没食主泄泻而神效；皂角治风痰而响应。桑螵蛸疗遗精之泄；鸭头血医水肿之盛。蛤蚧治劳嗽，牛蒡子疏风壅之痰；全蝎主风瘫，酸枣仁去怔忡之病。尝闻桑寄生益血安胎，且止腰痛；大腹子去膨下气，亦令胃和。小草、远志，俱有宁心之妙；木通、猪苓，尤为利水之多。莲肉有清心醒脾之用；没药乃治疮散血之科。郁李仁润肠宣水，去浮肿之疾；茯神宁心益智，除惊悸之疴。白茯苓补虚劳，多在心脾之有眚；赤茯苓破结血，独利水道以无毒。因知麦芽有助脾化食之功；小麦有止汗养心之力。白附子去面风之游走；大腹皮治水肿之泛溢。椿根白皮主泻血；桑根白皮主喘息。桃仁破瘀血兼治腰痛；神曲健脾胃而进饮食。五加皮坚筋骨以立行；柏子仁养心神而有益。抑又闻安息香辟恶，且止心腹之痛；冬瓜仁醒脾，实为饮食之资。僵蚕治诸风之喉闭；百合敛肺痨之嗽萎。赤小豆解热毒，疮肿宜用；枇杷叶下逆气，哕呕可医。连翘排疮脓与肿毒；石楠叶利筋骨与毛皮。谷芽养脾，阿魏除邪气而破积；紫河车补血，大枣和药性以开脾。然而鳖甲治痨疟，兼破癥痕；龟甲坚筋骨，更疗崩疾。乌梅主便血疟痢之用；竹沥治中风声音之失。此六十八种药性之平者也。

药性赋白话解

寒　性

【歌括】诸药赋^①性^②此类最寒

【注释】

①赋：赋予。②性：药性，即药物与疗效有关的性质和性能的统称。其基本内容包括四气五味、升降浮沉、归经、有毒无毒、配伍、禁忌等。

【白话解】自然界赋予各种药物以药性，本篇药物的药性最为寒凉。

【歌括】犀角解^①乎^②心热

【注释】

①解：清解。②乎：句中语气词。

【白话解】犀角(现用水牛角代替)清解心经邪热。

【药性分析】咸、苦，寒。归心、肝经。

【功效】清热凉血，定惊解毒。

【适应证】治伤寒温疫，热入血分。惊狂烦躁，谵妄，斑疹发黄，吐衄下血，痈疽肿毒。

【用量用法】内服：磨汁或研末，0.9～1.8克；煎汤，

1.5～6克；或入丸、散。外用：磨汁涂。（现代用水牛角15～30克代替）

【使用注意】"十九畏"不宜与川乌、草乌同用。非实热证不宜用，孕妇慎用。

【附方】1. 犀角地黄汤（《备急千金要方》） 犀角一两，生地黄八两，芍药三两，牡丹皮二两。功效：清热解毒。主治：热伤血络，蓄血留瘀，热扰心营。

2. 清宫汤（《温病条辨》卷一） 犀角尖二钱（冲磨），元参心三钱，莲子心五分，竹叶卷心二钱，连翘心二钱，连心麦冬三钱。功效：清热凉血，清心开窍。主治太阴温病，神昏谵语。

【歌括】羚羊角①清乎肺肝

【注释】

①羚羊：即羚羊角。

【白话解】羚羊角清泻肝火，又降泻肺热。

【药性分析】咸，寒。归肝、心经。

【功效】平肝息风，清肝明目，散血解毒。

【适应证】肝风内动，惊痫抽搐。肝阳上亢，头晕目眩。肝火上炎，目赤头痛。温热病壮热神昏，热毒发斑。

【用量用法】煎服，1～3克；宜单煎2小时以上。磨汁或研粉服，每次0.3～0.6克。

【使用注意】本品性寒，脾虚慢惊者忌用。

【附方】1. 羚角钩藤汤（《通俗伤寒论》） 羚角片钱半（先煎），霜桑叶二钱，京川贝四钱（去心），鲜生地五钱，双钩藤三钱（后入），滁菊花三钱，茯神木三钱，生白芍三钱，生甘草八分，淡竹茹五钱（鲜刮，与羚羊角先煎代水）。功效：凉肝息风，增液舒筋。

主治：肝经热盛，热极动风。

2. 羚羊角丸(《证治准绳·幼科》卷六)　羚羊角 (取末)、酸枣仁 (去皮)各半两，肉桂(不见火)五分，虎胫骨(现用狗骨代) 五钱 (醋炙黄)，防风、当归、黄芪各一钱。功效：益肝肾明目。主治：小儿痘疮入眼，肾虚者。

【歌括】泽泻利水通淋而补阴不足①

【注释】

①补阴不足：泄热，泽泻通过清泻肾经虚火而坚阴，间接补阴不足。

【白话解】泽泻利小便通淋，并泄热以泻火坚阴而补阴不足。

【药性分析】甘，寒。归肾、膀胱经。

【功效】利水消肿，渗湿，泄热。

【适应证】水肿，小便不利，泄泻，淋证，遗精。

【用量用法】水煎服，5～10克。

【使用注意】肾虚精滑无湿热者禁服。

【附方】1. 泽泻汤(《金匮要略》)　泽泻五两，白术二两。功效：利水除饮，健脾制水。主治：饮停心下，头目眩晕。

2. 泽泻散(《云歧子脉诀》)　赤茯苓、泽泻各半两，桑白皮、山栀子仁各一两。功效：利尿通淋，清热解毒。主治：小便赤涩，闭塞不通，主脉沉，客脉洪。

【歌括】海藻①散瘿②破气而治疝何难

【注释】

①海藻：又名海萝，海苔。生于海中的藻类植物，如海带、紫菜、

石花菜、龙须菜等。有的可以吃，有的可以入药。②瘿：中医指多因郁怒忧思过度，气郁痰凝血瘀结于颈部，或生活在山区与水中缺碘有关的病。可分为"气瘿"、"肉瘿"及"石瘿"等。

【白话解】海藻软坚散结，破气消瘿，治疗痰气互结的疝气又有何难？

【药性分析】咸，寒。归肝、肾经。

【功效】消痰软坚，利水消肿。

【适应证】瘿瘤瘰疬，睾丸肿痛。痰饮水肿。

【用量用法】水煎服，10～15克。

【使用注意】"十八反"中反甘草。脾胃虚寒蕴湿者忌服。

【附方】1. 海藻玉壶汤（《外科正宗》）　海藻一钱，贝母一钱，陈皮一钱，昆布一钱，青皮一钱，川芎一钱，当归一钱，半夏一钱，连翘一钱，甘草节一钱，独活一钱，海带五分。功效：化痰软坚，消散瘿瘤。主治：肝脾不调，气滞痰凝。

2. 内消瘰疬丸（《医学启蒙》卷三）　夏枯草八两，玄参五两，青盐五两（煨），海藻一两，海粉一两，贝母一两，天花粉一两，白蔹一两，连翘一两，桔梗一两，当归（酒洗）一两，生地（酒洗）一两，枳壳（麸炒）一两，大黄（酒蒸）一两，薄荷叶一两，消石一两，甘草一两。功效：消坚散结，消肿化痰。主治：瘰疬痰核，颈项瘿瘤，皮色不变，或肿或痛。

【歌括】菊花能明目而清头风

【白话解】菊花能清肝明目，清散头面风热。

【药性分析】辛、甘、苦，微寒。归肺、肝经。

【功效】疏散风热，平抑肝阳，清肝明目，清热解毒。

【适应证】风热感冒，温病初起。肝阳上亢。目赤昏花。

疮痈肿毒。

【用量用法】水煎服，5～9克。疏散风热宜用黄菊花，平肝、清肝明目宜用白菊花。

【使用注意】气虚胃寒、食少泄泻者慎服。

【附方】1. 桑菊饮（《温病条辨》卷一） 杏仁二钱，连翘一钱五分，薄荷八分，桑叶二钱五分，菊花一钱，桔梗二钱，甘草八分（生），苇根二钱。功效：疏风清热，宣肺止咳。主治：风温初起。

2. 杞菊地黄汤（《医级宝鉴》卷八） 熟地黄八钱，山萸肉、干山药各四钱，泽泻、牡丹皮、白茯苓（去皮）各三钱，杞子、白菊各三钱。功效：滋补肾阴，养肝明目。主治：肝肾不足，目视生花，歧视，或干涩眼痛。

【歌括】射干疗咽闭①而消痈毒

【注释】

①咽闭，病证名，即喉闭，见《赤水玄珠》卷三。喉闭，病证名，见《儒门事亲》卷四。系指咽喉肿起，喉道闭阻的病证。多由肝肺火盛，复感风寒或过食膏粱厚味而成。治宜疏散外邪，消肿解毒，方用普济消毒饮。脓成时可刺破排脓，外吹冰硼散，或刺少商、合谷穴出血。本病类今之咽后壁脓肿。

【白话解】射干善治咽喉肿痛，并清消疮痈肿毒。

【药性分析】苦，寒。归肺经。

【功效】清热解毒，消痰，利咽。

【适应证】咽喉肿痛。痰盛咳喘。

【用量用法】水煎服，3～9克。

【使用注意】本品苦寒，脾虚便溏者不宜使用。孕妇忌用或慎用。

【附方】1. 射干麻黄汤（《金匮要略》） 射干十三枚（一法三两），麻黄四两，生姜四两，细辛三两，紫菀三两，款冬花三两，五味子半升，大枣七枚，半夏（大者，洗）八枚（一法半斤）。功效：散寒宣肺，降逆化痰。主治：寒饮郁肺之哮喘、久咳、百日咳等。

2. 射干汤（《圣济总录》卷三十） 射干、木通（剉）、升麻各一两，桔梗、玄参、黄芩（去黑心）、甘草（炙剉）各三分。功效：解毒利咽止痛。主治：伤寒咽喉闭塞、痛，咳嗽多腥气。

【歌括】薏苡仁理脚气①而除风湿
【注释】
①脚气：病名，又称脚弱。见《肘后备急方》卷三。因外感湿邪风毒，或饮食厚味所伤，积湿生热，流注腿脚而致病。

【白话解】薏苡仁善治脚气水肿，亦能祛风湿除痹。

【药性分析】甘、淡，凉。归脾、胃、肺经。

【功效】利水渗湿，健脾，除痹，清热排脓。

【适应证】水肿，小便不利，脚气。脾虚泄泻。湿痹拘挛。肺痈，肠痈。

【用量用法】水煎服，9～30克。清利湿热宜生用，健脾止泻宜炒用。

【使用注意】津液不足者慎用。

【附方】1. 薏苡附子败酱散（《金匮要略》） 薏苡仁十分，附子二分，败酱五分。功效：排脓消肿。主治：肠痈。

2. 三仁汤（《温病条辨》卷一） 杏仁（五钱），飞滑石（六钱），白通草（二钱），白蔻仁（二钱），竹叶（二钱），浓朴（二钱），

生薏仁 (六钱)，半夏 (五钱)。功效：清利湿热，宣畅气机。主治：湿温初起，邪在气分，湿重于热。

【歌括】藕节消瘀血而止吐衄

【白话解】藕节消散瘀血，并止吐血、衄血。

【药性分析】甘、涩，平。归肝、肺、胃经。

【功效】散瘀止血。

【适应证】吐血咯血，尿血便血，血痢血崩。

【用量用法】内服：煎汤，10～30克；鲜用捣汁，可用60克左右取汁冲服；或入散剂。

【附方】1. 益母草散(《太平圣惠方》卷八十)　益母草、干藕节、红花子各一两。功效：活血止血。主治：产后恶血冲心。

2. 小蓟饮子（见小蓟条）

【歌括】瓜蒌子①下气润肺喘兮，又且宽中②

【注释】

①瓜蒌子：瓜蒌仁。②宽中：与疏郁理气义同。

【白话解】瓜蒌子降气润肺平咳喘，又能疏理中焦气机。

【药性分析】甘、微苦，寒。归肺、胃、大肠经。

【功效】润燥化痰，润肠通便。

【适应证】燥热伤肺，干咳无痰或痰少质黏。肠燥便秘。

【用量用法】水煎服，瓜蒌仁10～15克，打碎入煎。

【使用注意】本品甘寒而滑，脾虚便溏者及寒痰、湿痰证忌用。不宜于乌头类药材同用。

【附方】1. 瓜蒌薤白白酒汤(《金匮要略》)　瓜蒌实一枚，

薤白半升，白酒七升。功效：通阳散结，行气祛痰。主治：胸痹。

2. 小陷胸汤（《伤寒论》）　黄连一两，半夏（洗）半升，瓜蒌实大者一枚。功效：清热化痰，宽胸散结。主治：小结胸病。

【注】本品入药又有全瓜蒌、瓜蒌皮、瓜蒌仁之分。瓜蒌皮之功重在清热化痰，宽胸理气；瓜蒌仁之功重在润燥化痰，润肠通便；全瓜蒌则兼有瓜蒌皮、瓜蒌仁之功效。

【歌括】车前子止泻利小便分，尤能明目

【白话解】车前子渗湿止泻，通利小便，更善清肝明目。

【药性分析】甘，微寒。归肝、肾、肺、小肠经。

【功效】利尿通淋，渗湿止泻，明目，祛痰。

【适应证】淋证，水肿，泄泻。目赤肿痛，目暗昏花，翳障。痰热咳嗽。

【用量用法】水煎服，9～15克。宜包煎。

【使用注意】凡内伤劳倦，阳气下陷，肾虚精滑及内无湿热者，慎服。

【附方】1. 车前子汤（《圣济总录》）　车前子一两，决明子（微炒）一两，青葙子一两，黄连（去须）一两，防风（去叉）一两，菊花一两，甘草（炙）一两，川芎一两半，葳蕤一两半。功效：清肝明目。主治：肝热，目干涩昏痛。

2. 八正散（《太平惠民和剂局方》卷六）　车前子、瞿麦、萹蓄、滑石、山栀子仁、甘草（炙）、木通、大黄（面裹煨，去面切，焙）等份。功效：清热泻火，利水通淋。主治：湿热淋证。

【歌括】是以^①黄柏疮用^②

【注释】

①是以：所以，因此。②疮用：用于治疗疮疡肿毒。

【白话解】所以黄柏多用于治疗疮痈肿毒。

【药性分析】苦，寒。归肾、膀胱、大肠经。

【功效】清热燥湿，泻火除蒸，解毒疗疮。

【适应证】湿热带下、热淋。湿热泻痢、黄疸。湿热脚气、痿证。骨蒸劳热，盗汗，遗精。疮疡肿毒，湿疹瘙痒。

【用量用法】水煎服，3～12克。外用适量。

【使用注意】本品苦寒，易伤胃气，脾胃虚寒者慎用。

【附方】1. 二妙散(《丹溪心法》卷四)　黄柏炒，苍术米泔浸，炒。功效：清热燥湿。主治：湿热筋骨疼痛。

2. 知柏地黄丸(《医宗金鉴》卷三)　熟地黄八两，山茱萸(去核，炙)、山药各四两，泽泻、牡丹皮(去木)、白茯苓各三两，黄柏(盐炒)、知母(盐炒)各二两。功效：滋阴降火。主治：阴虚火旺证。

【歌括】马兜铃嗽医^①

【注释】

①嗽医：医嗽，医治喘嗽病证。

【白话解】马兜铃善于治疗喘嗽之病。

【药性分析】苦、微辛，寒。归肺、大肠经。

【功效】清肺化痰，止咳平喘，清肠消痔。

【适应证】肺热咳嗽，痰壅气促，肺虚久咳。肠热痔血，痔疮肿痛。

【用量用法】水煎服，3～10克。外用适量，煎汤熏洗。

一般生用，肺虚久咳炙用。

【使用注意】虚寒咳喘及脾弱便泄者慎服。

【附方】1. 马兜铃丸（《杨氏家藏方》）　马兜铃二两，半夏二两（汤浸，去滑），杏仁一两半（研），巴豆二十粒（去油）。功效：消痰定喘。主治：多年咳喘不止。

2. 马兜铃散（《太平圣惠方》卷六）　马兜铃一两，桑根白皮(剉)一两，汉防己半两，甘草(炙微赤剉)半两，甜葶苈（隔纸炒令紫色）半两，百合三分，天门冬（去心）三分，半夏(汤浸)三分，赤茯苓(三分)。功效：泻肺平喘，利水消肿。主治：肺气咳嗽。喘急妨闷。面目浮肿。

【歌括】地骨皮①有退热除蒸②之效

【注释】

①地骨皮：为枸杞的根皮。②蒸：骨蒸，自觉身体发热，像从骨髓蒸发出来。骨蒸是虚热的一种，临床常称作"骨蒸潮热"。

【白话解】地骨皮凉血退虚热，有除骨蒸潮热的功效。

【药性分析】甘，寒。归肺、肝、肾经。

【功效】凉血除蒸，清肺降火。

【适应证】阴虚发热，盗汗骨蒸。肺热咳嗽。血热出血证。

【用量用法】水煎服，9～15克。

【使用注意】外感风寒发热及脾虚便溏者不宜用。

【附方】1. 地骨皮散（《医方类聚》卷十引《简要济众方》）　地骨皮一两，防风一两（去芦头），甘草半两（微炙）。功效：凉上焦，生津液。主治：心脏热，咽干舌涩，面赤潮热。

2. 柴胡地骨皮汤（《圣济总录》卷一百六十八）　柴胡（去

苗)、地骨皮、桔梗(炒)各一两，甘草(炙)半两。功效：泄热除蒸。主治小儿潮热，饮食不为肌肉，黄悴，夜卧不安，时有虚汗。

【歌括】薄荷叶宜消风清肿之施

【白话解】薄荷叶适宜疏散风热，清热消肿时应用。

【药性分析】辛，凉。归肺、肝经。

【功效】疏散风热，清利头目，利咽透疹，疏肝行气。

【适应证】风热感冒，温病初起。头痛眩晕，目赤多泪，咽喉肿痛。麻疹不透，风疹瘙痒。肝郁气滞，胸闷胁痛。

【用量用法】水煎服，3~6克；宜后下。

【使用注意】本品芳香辛散，发汗耗气，故体虚多汗者不宜使用。

【附方】1. 薄荷散(《普济方》)　家薄荷叶一两，麻黄(去节)半两，甘草(炙)半两。功效：解表透疹。主治：小儿痘疹。

2. 薄荷汤(《太平惠民和剂局方》卷十)　荆芥穗、盐(炒)各三斤，鸡苏叶(薄荷)七斤半，栝楼根十一两，缩砂仁三两，甘草四斤。功效：消风壅，化痰涎。主治：头昏目眩，鼻塞咽干，心胸烦闷，精神不爽。

【歌括】宽中下气，枳壳缓而枳实速也

【白话解】枳壳、枳实均具有行气宽中，下气除胀满之效，相比而言，枳壳作用缓和，枳实作用峻猛。

【药性分析】枳壳、枳实性味、归经相同。苦、辛、酸、温。归脾、胃、大肠经。

【功效】枳壳：理气宽胸，行滞消积。枳实：破气除痞，化痰消积。

【适应证】枳壳：胸膈痞满，胁肋胀痛，食积不化；脘腹胀满，下痢后重，脱肛，子宫脱垂。枳实：胃肠积滞，湿热泻痢；胸痹、结胸，气滞胸胁疼痛，产后腹痛。

【用量用法】枳壳、枳实用量用法基本相同。水煎服，3~9克，大量可用至30克。炒后性较平和。

【使用注意】脾胃虚弱及孕妇慎用。

【附方】1. 木香枳壳汤(《不知医必要》) 党参（米炒，去芦）二钱，白术（净）一钱五分，枳壳（面煨，去瓤）一钱，厚朴（制）一钱，乌药一钱，当归一钱，陈皮一钱，木香六分。功效：理气行滞。主治：虚弱人气滞胀痛。

2. 枳实丸(《丹溪心法》) 白术二两，枳实一两，半夏一两，神曲一两，麦芽一两，姜黄半两，陈皮半两，木香一钱半，山楂一两。功效：行气除痞。主治：积聚痞块。

【注】《本草纲目》记载："子名枳实(《本经》)、枳壳(宋宗曰：枳实、枳壳，一物也)。小则其性酷而速，大则其性详而缓。故张仲景治伤寒仓猝之病，承气汤中用枳实，皆取其疏通、决泄、破结实之义。他方但导败风壅之气，可常服者，故用枳壳，其义如此。只，谐声也。实乃其子，故曰枳实。后人因小者性速，又呼老者则壳薄而虚，正如青橘皮、陈橘皮之义。宋人复出枳壳一条，非矣。寇氏以为破结实而名，亦未必然。"枳实苦涩沉降，气锐力猛，性烈而速，由于作用比较猛烈，能破气滞，行痰湿，消积滞，除痞塞，故为通塞破气之要药。临床常用于积滞胸膈胃肠，气机受阻而出现的多种病症。枳壳的性味功能、主治与枳实相近似，但力薄而缓，长于理气宽中，消胀除痞。临床主要用于胸腹气滞、痞满胀痛等症。

【歌括】疗肌解表，干葛先而柴胡次之

【白话解】发汗解肌治疗肌表热证，首选干葛，其次选

17

柴胡。

【药性分析】葛根：甘、辛，凉；归脾、胃经。柴胡：苦、辛，微寒；归肝、胆经。

【功效】葛根：解肌退热，透疹，生津止渴，升阳止泻。柴胡：解表退热，疏肝解郁，升举阳气。

【适应证】葛根：表证发热，项背强痛；麻疹不透；热病口渴，消渴证；热泄热痢，脾虚泄泻。柴胡：表证发热及少阳证；肝郁气滞；气虚下陷，脏器脱垂。

【用量用法】葛根：水煎服，9～15克；解肌退热、透疹、生津宜生用；升阳止泻宜煨用。柴胡：水煎服，3～9克；解表退热宜生用，且用量宜稍重；疏肝解郁宜醋炙，升阳可生用或酒炙，其用量均宜稍轻。

【使用注意】柴胡其性升散，古人有"柴胡劫肝阴"之说，阴虚阳亢，肝风内动，阴虚火旺及气机上逆者忌用或慎用。

【附方】1. 葛根汤（《伤寒论》）　葛根四两，麻黄三两（去节），桂枝二两（去皮），生姜三两（切），甘草二两（炙），芍药二两，大枣十二枚（擘）。功效：发汗解肌。主治：太阳病，项背强几几，无汗恶风。亦治太阳阳明合病下利。

2. 小柴胡汤（《伤寒论》）　柴胡半斤，黄芩、人参、甘草（炙）、生姜（切）各三两，大枣十二枚（擘），半夏半升（洗）。功效：和解少阳。主治：少阳证。妇人伤寒，热入血室。经水适断，寒热发作有时；或疟疾，黄疸与内伤杂病而见少阳病证者。

【歌括】百部治肺热，咳嗽可止

【白话解】百部润肺止咳，肺热咳嗽用之可愈。

18

【药性分析】甘、苦，微温。归肺经。

【功效】润肺止咳，杀虫灭虱。

【适应证】新久咳嗽，百日咳，肺痨咳嗽。蛲虫、阴道滴虫，头虱及疥癣等。

【用量用法】水煎服，5~15克。外用适量。久咳虚嗽宜蜜炙用。

【附方】1. 百部散(《太平圣惠方》) 百部一两，贝母（煨微黄）一两，紫菀（洗，去苗、土）一两，葛根（剉）一两，石膏二两。功效：清肺止咳。主治：小儿咳嗽头热。

2. 百部丸(《小儿药证直诀》卷下) 百部（炒）三两，麻黄（去节）三两，杏仁（去皮尖，微炒，煮三五沸）四十个。功效：宣肺散寒止咳。主治：肺寒壅嗽，微有痰。

【歌括】栀子凉心肾，鼻衄①最宜

【注释】

①鼻衄：症名。指鼻出血。

【白话解】栀子清泻心肾之火，凉血解毒，血热妄行的鼻衄出血最适宜。

【药性分析】苦，寒。归心、肺、三焦经。

【功效】泻火除烦，清热利湿，凉血解毒。

【适应证】热病心烦。湿热黄疸。血淋涩痛。血热吐衄。目赤肿痛。火毒疮疡。

【用量用法】水煎服，5~10克。外用生品适量，研末调敷。生栀子走气分而泻火，焦栀子入血分而凉血止血。

【使用注意】本品苦寒伤胃，脾虚便溏者不宜用。

【附方】1. 栀子丸（方出《太平圣惠方》卷五十五，名见《普济方》卷一九五） 栀子仁一两，瓜蒌子（炒）、苦参（判）各一两。功效：清热除烦。主治：黄汗，体热，大小便不利。

2. 栀子豉汤（《伤寒论》） 栀子（擘）十四个，香豉（绵裹）四合。功效：泻火除烦。主治：热病心烦，躁扰不宁。

【歌括】 玄参治结热毒痈，清利咽膈

【白话解】

玄参解毒散结，用治热毒蕴结的疮痈肿毒，并能清利咽喉，宽畅胸膈。

【药性分析】甘、苦、咸，微寒。归肺、胃、肾经。

【功效】清热凉血，泻火解毒，滋阴。

【适应证】温邪入营，内陷心包，温毒发斑。热病伤阴，津伤便秘，骨蒸劳嗽。目赤咽痛，瘰疬，白喉，痈肿疮毒。

【用量用法】水煎服，10～15克。

【使用注意】脾胃虚寒，食少便溏者不宜服用。"十八反"反藜芦。

【附方】1. 玄参丸（《圣济总录》） 玄参一分，白僵蚕一分，白矾（生用）一分，甘草（生用）半分。功效：解毒泻热，消肿利咽。主治：缠喉风。

2. 四妙勇安汤（方出《验方新编》卷二，名见《中医杂志》1956，8：409） 金银花、元参各三两，当归二两，甘草一两。功效：清热解毒，活血止痛。主治：脱骨疽。

【歌括】 升麻消风热肿毒，发散疮痍①

【注释】

①疮痍：也作"创夷"，创伤，此指疮疡。

【白话解】升麻疏散风热，清热解毒，治热毒疮疡。

【药性分析】辛、微甘，微寒。归肺、脾、胃、大肠经。

【功效】解表透疹，清热解毒，升举阳气。

【适应证】外感表证。麻疹不透。齿痛口疮，咽喉肿痛，温毒发斑。气虚下陷，脏器脱垂，崩漏下血。

【用量用法】水煎服，3~9克。发表透疹、清热解毒宜生用，升阳举陷宜炙用。

【使用注意】喘满气逆，麻疹已透，阴虚火旺及阴虚阳亢者，均当忌用。服用过量可产生头晕、震颤、四肢拘挛等证。

【附方】1.升麻丸(《圣济总录》)　升麻三两，甘草(生用)二两，射干二两。功效：清热解毒。主治：伤寒脏腑虚热，毒气攻冲，咽喉肿塞急痛。

2.升麻葛根汤(《太平惠民和剂局方》卷二)　升麻、白芍药、甘草(炙)各十两，葛根十五两。功效：解肌透疹。主治：麻疹初起，疹发不出。

【歌括】尝闻腻粉①抑肺而敛肛门

【注释】

①腻粉：轻粉。

【白话解】腻粉抑制肺气上逆以止咳喘，敛肛门而止泻。

【药性分析】辛，寒。有毒。归大肠、小肠经。

【功效】外用攻毒杀虫，敛疮。内服逐水通便。

【适应证】外用治疮疡溃烂，疥癣瘙痒，湿疹，酒渣鼻，梅毒下疳。内服治水肿胀满，二便不利。

【用量用法】外用适量，研末调涂或干掺，制膏外贴。内服每次0.1~0.2克，入丸、散服。

【使用注意】本品有毒（可致汞中毒），内服宜慎，且服后应漱口。体虚及孕妇忌服。

【附方】1. 轻粉丸(《圣济总录》卷八十)　水银粉四钱，滑石二钱，凝水石三钱，海金沙一钱。功效：利水消肿。主治：水气。

2. 舟车丸(《景岳全书》卷五十五)　黑丑（头末）四两，甘遂（面裹煨）、芫花、大戟（但醋炒）各一两，大黄二两，青皮、陈皮、木香、槟榔各五钱，轻粉一钱。功效：行气逐水。主治：水热内壅，气机阻滞证。

【歌括】金箔①镇心而安魂魄②

【注释】

①金箔：为用黄金锤成的纸状薄片。②魂魄：指人的精神灵气。古代认为魂是阳气，构成人的思维才智。魄是粗粝重浊的阴气，构成人的感觉形体。魂魄（阴阳）协调则人体健康。

【白话解】金箔镇心安神，安魂定魄。

【药性分析】辛、苦，平。有毒。归心、肝经。

【功效】镇心，安神，解毒，平肝。

【适应证】惊痫，癫狂，心悸，疮毒。

【用量用法】内服：入丸、散。一般多作丸药挂衣。外用：研末撒。

【使用注意】阳虚气陷、下利清冷者忌服。

【附方】1. 小金箔丸(《幼幼新书》卷十九引《灵苑方》)

金箔五片，朱砂二钱，琥珀二钱，雄黄二钱，硼砂二钱，铅白霜二钱，白龙脑三钱，生犀末三钱，天竺黄三钱，寒水石三钱（煅过），牛黄少许（研）。功效：化痰毒风涎，安魂定魄，镇心神。主治：大人、小儿心脏壅毒，咽喉不利，上壅口疮，夜卧不稳，心膈烦躁；惊邪；室女骨蒸热劳。

2. 安宫牛黄丸方(《温病条辨》) 牛黄一两，郁金一两，犀角一两，黄连一两，朱砂一两，梅片二钱五分，麝香二钱五分，珍珠五钱，山栀一两，雄黄一两，黄芩一两，金箔衣。功效：清热开窍，豁痰解毒。主治：温热病，邪热内陷心包证。

【歌括】 茵陈蒿主黄疸①而利水

【注释】

①黄疸：是以目黄、身黄、小便黄为主要临床表现，其中以目睛黄染为特征的疾病。

【白话解】 茵陈为治疗黄疸要药，并能利水。

【药性分析】 苦、辛，微寒。归脾、胃、肝、胆经。

【功效】 利湿退黄，解毒疗疮。

【适应证】 黄疸。湿疮瘙痒。

【用量用法】 水煎服，6～15克。外用适量。煎汤熏洗。

【使用注意】 蓄血发黄及血虚萎黄者慎用。

【附方】 1. 茵陈蒿汤(《伤寒论》) 茵陈六两，栀子十四枚(擘)，大黄二两(去皮)。功效：清热，利湿，退黄。主治：湿热黄疸。

2. 茵陈五苓散(《金匮要略》) 茵陈蒿末十分，五苓散(见白茯苓条)五分。功效：利湿退黄。主治：黄疸湿重于热者。

【歌括】 瞿麦治热淋①之有血

【注释】

①热淋：病症名，以起病急，尿频，尿急，尿道灼热涩痛，尿黄为

主要表现的淋证。

【白话解】瞿麦治热淋并兼血热出血。

【药性分析】苦，寒。归心、小肠经。

【功效】利尿通淋，破血通经。

【适应证】淋证。闭经，月经不调。

【用量用法】水煎服，9～15克。

【使用注意】脾、肾气虚及孕妇忌服。

【附方】1. 瞿麦散(《太平圣惠方》)　瞿麦一两，桑根白皮一两(剉)，木通一两(剉)，滑石一两，赤芍药一两，子芩一两，甘草一两(炙微赤，剉)，榆白皮一两(剉)，川芒硝一两。功效：清热，利尿，通淋。主治：热淋涩痛，热极不解。

2. 立效散(《太平惠民和剂局方》卷八)　山栀子(去皮，炒)半两，瞿麦穗一两，甘草(炙)三分。功效：清热利尿通淋。主治：下焦结热。

【歌括】朴硝①通大肠，破血而止痰癖②

【注释】

①朴硝：属于中药中的泻下药，是芒硝的粗制品。取天然芒硝，经煮炼、过滤、冷却后，上层的结晶体为芒硝，下层的结晶为朴硝。经脱水者称为玄明粉。朴硝，芒硝，玄明粉功效相同。②痰癖：病名。即痰邪癖聚于胸胁之间所致病证。《诸病源候论·癖病诸候》："痰癖者，由饮水未散，在于胸府之间，因遇寒热之气相搏，沉滞而成痰也。痰又停聚，流移于胁肋之间，有时而痛，即谓之痰癖。"

【白话解】朴硝通利大肠，破血逐瘀，并祛痰除癖。

【药性分析】咸、苦，寒。归胃、大肠经。

【功效】泻下攻积，润燥软坚，清热消肿。

【适应证】积滞便秘。咽痛、口疮、目赤及痈疮肿痛。

【用量用法】10～15克，冲入药汁内或开水溶化后服。外用适量。

【使用注意】脾胃虚寒、孕妇及哺乳期妇女忌用或慎用。

【附方】1. 大陷胸汤(《伤寒论》)　大黄（去皮）六两，芒硝一升，甘遂一钱匕。功效：泻热逐水。主治：结胸证。

2. 大承气汤（见大黄条）

【歌括】石膏治头痛，解肌而消烦渴

【白话解】石膏善治胃火头痛，解肌透热，清胃热、除烦渴。

【药性分析】甘、辛，大寒。归肺、胃经。

【功效】生用：清热泻火，除烦止渴；煅用：敛疮生肌，收湿，止血。

【适应证】温热病气分实热证。肺热喘咳证。胃火牙痛、头痛、消渴证。溃疡不敛、湿疹瘙痒、水火烫伤、外伤出血。

【用量用法】生石膏煎服，15～60克，宜先煎。煅石膏适量外用，研末撒敷患处。

【使用注意】脾胃虚寒及阴虚内热者忌用。

【附方】1. 白虎汤(《伤寒论》)　知母六两，石膏一斤（碎），甘草二两（炙），粳米六合。功效：清热生津。主治：阳明气分热盛。

2. 麻黄杏仁甘草石膏汤(《伤寒论》)　麻黄（去节）四两，杏仁（去皮尖）五十个，甘草（炙）二两，石膏（碎，绵裹）半斤。功效：辛凉宣泄，清肺平喘。主治：肺热壅盛证。

【歌括】前胡①除内外之痰实②

【注释】

①前胡：有白花前胡和紫花前胡之分，其中紫花前胡，又名土当归、山芫荽、鸭脚板等。②痰实：痰实壅闷，病证名。出《太平圣惠方》。指小儿痰实停于胸膈，胸闷气逆，时复呕吐，不欲饮食。

【白话解】前胡治疗内伤、外感痰涎壅盛的咳嗽。

【药性分析】苦、辛，微寒。归肺经。

【功效】降气化痰，疏散风热。

【适应证】痰热咳喘。风热咳嗽。

【用量用法】水煎服，6～10克；或入丸、散。

【使用注意】气血虚者慎用。

【附方】1. 前胡丸（《外台秘要》卷九引《深师方》）　前胡六分，乌头（炮）二枚，桔梗二分，干姜二分，桂心八分，蜀椒八分（汗）。功效：泻肺平喘。主治：新久咳嗽，昼夜不得卧，咽中水鸡声，欲死者。

2. 前胡散（《太平圣惠方》卷六）　前胡（去芦头）、紫菀（洗去苗土）、诃黎勒皮、枳实（麸炒微黄）各一两。功效：降气化痰止咳。主治：肺脏痰毒壅滞。

【歌括】滑石利六腑①之涩结

【注释】

①六腑：胆、胃、大肠、小肠、三焦、膀胱六个脏器的合称，具有受纳、传化、排泄功能，生理特点是传化物而不藏，实而不能满。

【白话解】滑石性滑利窍，能通利六腑的滞涩、壅结。

【药性分析】甘、淡，寒。归膀胱、肺、胃经。

26

【功效】利尿通淋，清热解暑，收湿敛疮。

【适应证】热淋，石淋，尿热涩痛。暑湿，湿温。湿疮，湿疹，痱子。

【用量用法】水煎服，10～20克。宜包煎。外用适量。

【使用注意】脾虚、精滑、热病伤津及孕妇忌用。

【附方】1. 六一散(《伤寒标本心法类萃》卷下) 滑石六两，甘草一两。功效：祛暑利湿。主治：感受暑湿。

2. 三石汤(《温病条辨》卷二) 飞滑石三钱，生石膏五钱，寒水石三钱，杏仁三钱，竹茹(炒)二钱，银花(花露更妙)三钱，金汁(冲)一酒杯，白通草二钱。功效：清热利湿，宣通三焦。主治：暑湿弥漫三焦，邪在气分。

【歌括】天门冬止嗽，补血涸①而润肝心

【注释】

①涸：干、竭、尽。血涸：血虚。

【白话解】天门冬养肺阴、清肺热而止咳嗽，补血润燥而滋养肝、心阴血不足。

【药性分析】甘、苦，寒。归肺、肾、胃经。

【功效】养阴润燥，清肺生津。

【适应证】肺、肾阴虚证。热病伤津之食欲不振、口渴及肠燥便秘等证。

【用量用法】水煎服，6～12克。

【使用注意】本品甘寒滋腻之性较强，脾虚泄泻、痰湿内盛者忌用。

【附方】1. 三才丸(《儒门事亲》卷十五) 人参、天门冬(去心)、熟干地黄各等份。功效：滋阴养血，生津润燥。主治：

阴虚咳嗽，瘰疬。

2. 天门冬煎(《鸡峰普济方》卷七)　天门冬二两半，白茯苓、贝母、杏仁各一两，甘草三分。功效：润肺养心。主治：骨蒸劳热，咳嗽。

【歌括】麦门冬清心，解烦渴而除肺热

【白话解】

麦门冬养心阴、清心热，并除烦热止渴；又善养肺阴、清肺热，润肺止咳。

【药性分析】甘、微苦，微寒。归胃、肺、心经。

【功效】养阴生津，润肺清心。

【适应证】胃、肺、心阴虚证。

【用量用法】水煎服，6～12克。

【使用注意】凡脾胃虚寒泄泻，胃有痰饮湿浊及暴感风寒咳嗽者均忌服。

【附方】1. 麦门冬汤(《金匮要略》)　麦门冬七升，半夏一升，人参二两，甘草二两，粳米三合，大枣十二枚。功效：滋养肺胃，降逆和中。主治：虚热肺痿。胃阴不足证。

2. 沙参麦冬汤(《温病条辨》卷一)　沙参三钱，玉竹二钱，生甘草一钱，冬桑叶一钱五分，麦冬三钱，生扁豆一钱五分，花粉一钱五分。功效：甘寒生津，清养肺胃。主治：燥伤肺胃或肺胃阴津不足。

【按】天冬与麦冬，既能滋肺阴、润肺燥、清肺热，又可养胃阴、清胃热、生津止渴，对于热病伤津之肠燥便秘，还可增液润肠以通便。二药性能功用相似，多相须为用。然天冬苦寒之性较甚，清火与润燥之力强于麦冬，且入肾滋阴，还宜于肾阴不足，虚火亢旺之证。麦冬微寒，清火与滋润之力虽稍弱，但滋腻性亦较小，且能清心除烦，宁心安神，又宜于心阴不足及心热亢旺之证。

【歌括】又闻治虚烦、除哕［yuě］呕①，须用竹茹

【注释】

①哕呕：呕吐。

【白话解】治疗痰热心烦不寐、清热降逆止呕，必须用竹茹。

【药性分析】甘，微寒。归肺、胃经。

【功效】清热化痰，除烦止呕。

【适应证】痰热、肺热咳嗽，痰热心烦不寐。胃热呕吐、妊娠恶阻。

【用量用法】水煎服，6～10克。生用清化痰热，姜汁炙用止呕。

【使用注意】胃寒呕吐及感寒挟食作呕者忌用。

【附方】1. 橘皮竹茹汤（《金匮要略》）　橘皮二斤，竹茹二升，大枣三十枚，生姜半斤，甘草五两，人参一两。功效：理气降逆，益胃清热。主治：久病体弱或吐下后胃虚有热，气逆不降，呃逆或干呕。

2. 竹茹汤（《证治汇补》卷五）　橘皮、半夏各三钱，甘草、竹茹各一钱，山栀七分，枇杷叶二片。功效：清热止呕。主治：胃热火炎呕吐。

【歌括】通秘结、导瘀血，必资大［dài］黄

【白话解】通腑泄热治大便秘结，活血化瘀祛除瘀血，一

29

定借助大黄。

【药性分析】苦，寒。归脾、胃、大肠、肝、心包经。

【功效】泻下攻积，清热泻火，凉血解毒，逐瘀通经。

【适应证】积滞便秘。血热吐衄，目赤咽肿。热毒疮疡，烧烫伤。瘀血证。湿热痢疾，黄疸淋证。

【用量用法】水煎服，5～15克；入汤剂应后下，或用开水泡服。外用适量。

【使用注意】本品为峻烈攻下之品，易伤正气，如非实证，不宜妄用；本品苦寒，易伤胃气，脾胃虚弱者慎用；其性沉降，且善活血祛瘀，故妇女怀孕、月经期、哺乳期应忌用。生大黄泻下力强，久煎则泻下力减弱；酒制大黄泻下力较弱，活血作用较好，宜用于瘀血证；大黄炭则多用于出血证。

【附方】1. 大承气汤(《伤寒论》)　大黄四两（酒洗），厚朴半斤（炙，去皮），枳实五枚（炙），芒硝三合。功效：峻下热结。主治：阳明腑实证。热结旁流。里热实证之热厥、痉病或发狂等。

2. 大黄䗪虫丸(《金匮要略》)　大黄（蒸）十分，黄芩二两，桃仁、杏仁各一升，干地黄十两，芍药四两，甘草三两，干漆一两，虻虫一升，水蛭百枚，蛴螬一升，䗪虫半升。功效：活血消癥，祛瘀生新。主治：正气虚损，瘀血内停之干血劳。

【歌括】宣黄连①治冷热之痢②，又厚肠胃③而止泻

【注释】

①宣黄连：四川宣汉县生产的黄连称宣黄连，其主产于渡口、龙泉、自由、鸡唱等山区。因形如鸡爪，又名鸡爪黄连。②冷热之痢：寒性热性泻痢。虽然黄连味苦性寒，为治湿热泻痢要药，但其配伍后亦可

治疗寒性泻痢。③厚肠胃：燥湿增强肠胃功能。黄连苦寒燥湿，厚肠胃止泻。

【白话解】黄连能治疗寒性热性泻痢，又燥湿强健肠胃而止泻。

【药性分析】苦，寒。归心、脾、胃、胆、大肠经。

【功效】清热燥湿，泻火解毒。

【适应证】湿热痞满，呕吐吞酸。湿热泻痢。高热神昏，心烦不寐，血热吐衄。痈肿疔疮，目赤牙痛。消渴。外治湿疹、湿疮、耳道流脓。

【用量用法】煎服，2~5克。外用适量。

【使用注意】本品大苦大寒，过服久服易伤脾胃，脾胃虚寒者忌用；苦燥易伤阴津，阴虚津伤者慎用。

【附方】1. 黄连解毒汤（《外台秘要》引崔氏方）黄连三两，黄芩、黄柏各二两，栀子十四枚（擘）。功效：泻火解毒。主治：一切实热火毒，三焦热盛之证。

2. 黄连泻心汤（《外科正宗》卷四）黄连、山栀、荆芥、黄芩、连翘、木通、薄荷、牛蒡子各一钱，甘草五分。功效：清心泻火。主治：大人、小儿心火妄动。

【歌括】淫羊藿①疗风寒之痹，且补阴虚而助阳

【注释】

①淫羊藿：又名刚前（《本经》）、仙灵脾、三枝九叶草等。药用其茎叶。

【白话解】淫羊藿祛风除湿治疗风寒湿痹，又能补阴而助阳。

【药性分析】辛、甘，温。归肾、肝经。

31

【功效】补肾壮阳，祛风除湿。

【适应证】肾阳虚衰，阳痿尿频，腰膝无力。风寒湿痹，肢体麻木。

【用量用法】水煎服，3～15 克。

【使用注意】阴虚火旺者不宜服。

【附方】1. 仙灵脾散（《太平圣惠方》卷二十一）仙灵脾一两，威灵仙一两，川芎一两，桂心一两，苍耳子一两。功效：祛风散寒止痛。主治：风走注疼痛，来往不定。

2. 淫羊藿酒（《普济方卷》二百一十九）　淫羊藿一斤，酒一斗。功效：温肾壮阳。主治：肾虚阳痿，腰膝酸软。

【歌括】茅根止血与吐衄

【白话解】白茅根凉血止血，治疗血证；又能清肺胃热，治疗吐衄等症。

【药性分析】甘，寒。归肺、胃、膀胱经。

【功效】凉血止血，清热利尿，清肺胃热。

【适应证】血热出血证。水肿，热淋，黄疸。胃热呕吐，肺热咳喘。

【用量用法】水煎服，15～30 克，鲜品加倍，以鲜品为佳，可捣汁服。多生用，止血亦可炒炭用。

【使用注意】脾胃虚寒，溲多不渴者忌服。

【附方】1. 茅根汤（《不知医必要》卷二）　白茅根一两，侧柏（炒成炭）二钱。功效：凉血止血。主治：鼻血。

2. 二鲜饮（《医学衷中参西录》）　鲜茅根（切碎）四两，鲜藕（切片）四两。功效：凉血止血。主治：虚劳证，痰中带血。

【歌括】石韦通淋与小肠

【白话解】石韦利尿通淋，能清小肠热邪。

【药性分析】甘、苦，微寒。归肺、膀胱经。

【功效】利尿通淋，清肺止咳，凉血止血。

【适应证】淋证。肺热咳喘。血热出血。

【用量用法】水煎服，6～12克。

【使用注意】阴虚及无湿热者忌服。

【附方】1. 石韦散(《外台秘要》卷二十七)　石韦(去毛)三分，滑石三分。功效：利尿通淋。主治：石淋。

2. 石韦散(《太平圣惠方》卷第七十九)　石韦(去毛)二两，榆白皮(锉)二两，黄芩一、二两，木通(锉)二两，赤芍药二两，冬葵子二两，甘草二两。功效：凉血止血，利尿通淋。主治：产后脏有积热，致小便出血。

【歌括】熟地黄补血且疗虚损

【白话解】熟地黄补血，治疗虚劳损伤。

【药性分析】甘，微温。归肝、肾经。

【功效】补血养阴，填精益髓。

【适应证】血虚诸证。肝肾阴虚诸证。

【用量用法】水煎服，10～30克。

【使用注意】本品性质黏腻，较生地黄更甚，有碍消化，凡气滞痰多、脘腹胀痛、食少便溏者忌服。重用久服宜与陈皮、砂仁等同用，防止黏腻碍胃。

【附方】1. 四物汤(《仙授理伤续断秘方》)　白芍药、川当归、熟地黄、川芎各等份。功效：补血调血。主治：冲任虚损。

2. 六味地黄丸（原名地黄丸见《小儿药证直诀》卷下）

熟地黄八钱，山萸肉、干山药各四钱，泽泻、牡丹皮、白茯苓（去皮）各三钱。功效：滋补肝肾。主治：肝肾阴虚。

【歌括】生地黄宣血更医眼疮

【白话解】生地黄能消瘀血，又能清热凉血治疗眼部红肿等疾患。

【药性分析】甘、苦，寒。归心、肝、肾经。

【功效】清热凉血，养阴生津。

【适应证】热入营血，舌绛烦渴、斑疹吐衄。阴虚内热，骨蒸劳热。津伤口渴，内热消渴，肠燥便秘。

【用量用法】水煎服，10～15克。鲜品用量加倍，或以鲜品捣汁入药。

【使用注意】脾虚湿滞，腹满便溏，舌苔腻者不宜使用。

【附方】1. 生地冬芩汤（《辨证录》卷六）　麦冬二两，生地二两，黄芩三钱。功效：清热凉血。主治：心热之极，火刑肺金，鼻中出黑血不止。

2. 四生丸（《妇人大全良方》卷七）　生荷叶、生艾叶、生柏叶、生地黄等份。功效：凉血止血。主治：血热妄行吐血。

【歌括】赤芍药破血而疗腹痛，烦热亦解

【白话解】赤芍药活血散瘀而治疗腹痛，亦可解热除烦。

【药性分析】酸、苦，微寒。归肝经。

【功效】清热凉血，散瘀止痛。

【适应证】温毒发斑，血热吐衄。目赤肿痛，痈肿疮疡。肝郁胁痛，经闭痛经，癥瘕腹痛，跌打损伤。

【用量用法】水煎服，6～12克。

【使用注意】血虚、血寒经闭不宜用。反藜芦。

【附方】1. 赤芍药散(《太平圣惠方》卷五十九)　赤芍药二两，黄柏二两(以蜜拌合涂，炙令尽，剉)。功效：凉血止痢。主治：赤痢多，腹痛不可忍。

2. 芍药散(《博济方》卷三)　赤芍一两半，官桂(去皮)三两，甘草半两。功效：活血止血止痛。主治：非时下血及血痢。

【歌括】白芍药补虚而生新血，退热尤良

【白话解】白芍药养血生新血，治疗虚证，性寒退热效果更佳。

【药性分析】苦、酸，微寒。归肝、脾经。

【功效】养血敛阴，柔肝止痛，平抑肝阳。

【适应证】肝血亏虚及血虚月经不调。肝脾不和之胸胁脘腹疼痛或四肢挛急疼痛。肝阳上亢之头痛眩晕。

【用量用法】水煎服，5～15克；大剂量15～30克。

【使用注意】阳衰虚寒之证不宜用。反藜芦。

【附方】1. 芍药甘草汤(《伤寒论》)　芍药四两，甘草(炙)四两。功效：健脾补血，缓急止痛。主治：阴血虚，筋脉失养而致手足挛急疼痛。

2. 芍药汤(《素问病机气宜保命集》卷中)　芍药一两，当归、黄连各半两，槟榔二钱，木香二钱，甘草(炙)二钱，大黄三钱，黄芩半两，官桂一钱半。功效：调和气血，清热解毒。主治：湿热痢。

【歌括】若乃①消肿满逐水于牵牛②

【注释】

①若乃：至于。②牵牛：药用牵牛花和牵牛子。牵牛子的药用名称

为二丑、黑丑、白丑。黑丑为黑牵牛子，白丑为白牵牛子，二丑为黑白丑的混合物。

【白话解】至于泻下逐水治疗肿满要用牵牛。

【药性分析】苦，寒。有毒。归肺、肾、大肠经。

【功效】泻下逐水，去积杀虫。

【适应证】水肿，臌胀。痰饮喘咳。虫积腹痛。

【用量用法】水煎服，3~9克。入丸、散服，每次1.5~3克。本品炒用药性减缓。

【使用注意】孕妇及胃弱气虚者忌用。不宜与巴豆、巴豆霜同用。

【附方】1. 二气散（《黄帝素问宣明论方》卷八）白牵牛、黑牵牛各二钱。功效：降气逐水。主治：水、气盅，胀满。

2. 牵牛散（《太平圣惠方》卷六十九）牵牛子（微炒）一两，青橘皮（汤浸去白瓤焙）一两，槟榔一两，汉防己半两，赤茯苓半两，木通（剉）三分，桑根白皮（剉）三分。功效：泻下逐水。主治：妇人水气。

【歌括】除毒热杀虫于贯众

【白话解】清热解毒、杀虫须用贯众

【药性分析】苦，微寒。有小毒。归肝、脾经。

【功效】清热解毒，凉血止血，杀虫。

【适应证】风热感冒，温毒发斑。血热出血。虫疾。

【用量用法】水煎服，4.5~9克。杀虫及清热解毒宜生用；止血宜炒炭用。外用适量。

【使用注意】本品有小毒，用量不宜过大。服用本品时忌油腻。脾胃虚寒者及孕妇慎用。

【附方】1. 贯众散（《圣济总录》卷六十八）　贯众一两，黄连（去须）年老者半两，年少者三分。功效：清热解毒，凉血止血。主治：暴吐血、嗽血。血痢不止。

2. 贯众散（《普济方》卷二百三十九）　贯众一两，鹤虱（纸上微炒）一两，野狼牙一两，麝香（细研）一钱，芜荑仁一两，龙胆（去芦头）一两。功效：杀虫。主治：蛔虫攻心。

【歌括】金铃子①治疝气而补精血
【注释】
①金铃子：川楝［liàn］子。
【白话解】金铃子治疗疝气，而且补精血。
【药性分析】苦，寒。有小毒。归肝、胃、小肠、膀胱经。
【功效】行气止痛，杀虫。
【适应证】肝郁化火所致诸痛证。虫积腹痛。
【用量用法】水煎服，4.5~9克。外用适量。炒用寒性减低。
【使用注意】本品有毒，不宜过量或持续服用，以免中毒。又因性寒，脾胃虚寒者慎用。
【附方】1. 金铃子散（《素问病机气宜保命集》卷中）　金铃子、玄胡各一两。功效：疏肝泄热，活血止痛。主治：肝郁化火证。

2. 导气汤（《医方简义》卷四）　川楝子三钱，小茴香五分，木香一钱，淡吴茱萸一钱。功效：行气散寒止痛。主治：寒疝以及偏坠小肠疝痛之症。

【歌括】萱草根根治五淋①而消乳肿
【注释】
①五淋：《外台秘要》指石淋、气淋、膏淋、劳淋、热淋。另《古

今图书集成医部全录·淋》指血淋、石淋、气淋、膏淋、劳淋。

【白话解】萱草根利水除湿善治五淋；清热凉血并能消乳房肿毒。

【药性分析】甘，凉。有毒。归脾、肝、膀胱经。

【功效】利水除湿，清热凉血。

【适应证】水肿，小便不利，黄疸，妇女崩漏，带下病，便血。

【用量用法】内服：煎汤，6~9克。外用：适量，捣敷。

【使用注意】生品有一定毒性，久服可引起蓄积中毒，内服宜慎。但如经煎煮加热处理，可使毒性减弱或消失。不宜久服、过量，以免中毒，过量有可能损害视力和肾脏。

【附方】1. 治黄疸方（《太平圣惠方》卷五十五）萱草根捣取汁一小盏。功效：利湿退黄。主治：黄疸，精神昏乱，不食，言语倒错。

2. 治小便不通方（《圣济总录》卷九十五） 琥珀（捣研成粉）二钱匕，浓煎萱草根汁。功效：利尿通淋。主治：小便不通。

【歌括】侧柏叶治血山崩漏[①]之疾

【注释】

①血山崩漏：俗称血崩，中医指妇女不在行经期，阴道大量出血（非周期性子宫出血）的病症。因其出血量多而来势急剧，血热妄行，犹如山崩而不能节制，故名。又称崩中。其发病急骤，暴下如注，大量出血者为"崩"；病势缓，出血量少，淋漓不绝者为"漏"。

【白话解】侧柏叶止血，善治崩漏。

【药性分析】苦、涩，寒。归肺、肝、脾经。

【功效】凉血止血，化痰止咳，生发乌发。

【适应证】血热出血证。肺热咳嗽。脱发、须发早白。

【用量用法】水煎服，10~15克。外用适量。止血多炒炭用，化痰止咳宜生用。

【使用注意】多食亦能倒胃。

【附方】1. 柏叶汤（《金匮要略》） 柏叶、干姜各三两，艾三把。功效：凉血止血。主治：吐血不止。

2. 侧柏散（《太平圣惠方》卷七十二） 侧柏（微炒）二两，龙骨二两，鹿角胶（捣碎，炒令黄燥）一两，熟干地黄一两，木香一两，当归（剉，微炒）一两。功效：补血止血。主治：妇人大便后下血不止。

【歌括】香附①理血气妇人之用

【注释】

①香附子：香附。

【白话解】香附调理气血，为妇科要药。

【药性分析】辛、微苦、微甘，平。归肝、脾、三焦经。

【功效】疏肝解郁，调经止痛，理气调中。

【适应证】肝郁气滞胁痛、腹痛。月经不调，痛经，乳房胀痛。脾胃气滞腹痛。

【用量用法】水煎服，6~9克。醋炙止痛力增强。

【使用注意】气虚无滞，阴虚、血热者慎服。

【附方】1. 越鞠丸（《丹溪心法》卷三） 苍术、香附、抚芎、神曲、栀子各等份。功效：行气解郁。主治：气郁乃至血、痰、火、湿、食诸郁。

2. 快气汤（《太平惠民和剂局方》卷三） 缩砂仁八两，香附子（炒去毛）三十二两，甘草四两。功效：行气止痛。主治：一切气疾。

【歌括】地肤子利膀胱，可洗皮肤之风

【白话解】地肤子利尿通淋治疗膀胱诸证，祛风止痒治疗皮肤疾患。

【药性分析】辛、苦，寒。归肾、膀胱经。

【功效】利尿通淋，清热利湿，止痒。

【适应证】淋证。阴痒带下，风疹，湿疹

【用量用法】水煎服，9～15克。外用适量。

【使用注意】《本草备要》言"恶螵蛸"。

【附方】1. 地肤子汤（《严氏济生方》） 地肤子一两，知母、黄芩、猪苓（去皮）、瞿麦（去茎叶）、枳草（枳实）、葵子、海藻（洗）各半两。功效：清热利尿通淋。主治：下焦结热。

2. 补肝地肤子散（《太平圣惠方》卷三十三） 地肤子（阴干捣罗为末）一二斤，生地黄（净汤捣绞取汁）五斤。功效：养肝明目。主治：肝虚目昏。

【歌括】山豆根解热毒，能止咽喉之痛

【白话解】山豆根清热解毒，能抑止咽喉疼痛。

【药性分析】苦，寒。有毒。归肺、胃经。

【功效】清热解毒，利咽消肿。

【适应证】咽喉肿痛。牙龈肿痛。

【用量用法】水煎服，3～6克。外用适量。

【使用注意】本品有毒，过量服用易引起呕吐、腹泻、胸闷、心悸等副作用，故用量不宜过大。脾胃虚寒者慎用。

【附方】1. 山豆根方(《普济方》卷六十) 山豆根、射干、升麻各等份。功效：清热解毒，利咽消肿。主治：咽喉热闭。

2. 山豆根汤(《慈幼新书》卷二) 射干、麦冬、花粉、甘草、元参、山豆根等份。功效：清热解毒，利咽止痛。主治：乳蛾喉痹。

【歌括】白鲜皮去风治筋弱，而疗足顽痹

【白话解】白鲜皮祛风燥湿治疗筋弱、足痹等顽症。

【药性分析】苦，寒。归脾、胃、膀胱经。

【功效】清热燥湿，祛风解毒。

【适应证】湿热疮毒、湿疹，疥癣。湿热黄疸，风湿热痹。

【用量用法】水煎服，5~10克。外用适量。

【使用注意】脾胃虚寒者慎用。

【附方】1. 白鲜皮汤(《圣济总录》卷一百二十八) 白鲜皮一两，桑根白皮(剉)一两，玄参一两，漏芦(去芦头)一两，升麻一两，犀角屑半两(水牛角代替)，败酱三分。功效：清热燥湿，祛风解毒。主治：痈疽日月久远，脓水不尽，心中烦闷。

2. 产后风虚方(《小品方》卷七) 独活、白鲜皮各三两。功效：祛风解毒。主治：产后风虚。

【歌括】旋覆花明目治头风，而消痰嗽壅

【白话解】旋覆花能明目治头风，并能化痰治疗咳喘痰多。

【药性分析】苦、辛、咸，微温。归肺、胃经。

【功效】降气行水化痰，降逆止呕。

【适应证】咳喘痰多，痰饮蓄结，胸膈痞满。噫气，呕吐。

【用量用法】水煎服，3～10克。宜包煎。

【使用注意】阴虚劳嗽，津伤燥咳者忌用；又因本品有绒毛，易刺激咽喉作痒而致呛咳呕吐，故须布包入煎。

【附方】1. 旋覆代赭汤(《伤寒论》)　旋覆花三两，人参二两，生姜五两，代赭石一两，甘草（炙）三两，半夏半升，大枣（擘）十二枚。功效：降逆化痰，益气和胃。主治：胃气虚弱，痰浊内阻。

2. 旋覆花汤(《金匮要略》)　旋覆花三两，葱十四茎，新绛少许。功效：疏肝理气。主治：肝着。

【歌括】又况荆芥清头目便血，疏风散疮之用

【白话解】更何况荆芥穗具有清利头目，疏风解表，透疹消疮之功用。又能止血，而治疗便血。

【药性分析】辛，微温。归肺、肝经。

【功效】祛风解表，透疹消疮，止血。

【适应证】外感表证。麻疹不透、风疹瘙痒。疮疡初起兼有表证。吐衄下血。

【用量用法】水煎服，4.5～9克，不宜久煎。发表透疹消疮宜生用；止血宜炒用。

【使用注意】表虚自汗、阴虚头痛忌服。

【附方】1. 荆防败毒散(《摄生众妙方》卷八)　荆芥、防风、羌活、独活、川芎、柴胡、前胡、桔梗、枳壳、茯苓各一钱五分，甘草五分。功效：发汗解表，消疮止痛。主治：疮疡初

起兼有表证者。

2. 荆芥汤(《太平惠民和剂局方》卷七) 荆芥穗半两，桔梗二两，甘草（炙）一两。功效：祛风解表，解毒利咽。主治：风热肺壅，咽喉肿痛。

【歌括】栝楼根①疗黄疸毒痛，消渴解痰之忧

【注释】

①栝楼根：天花粉。

【白话解】栝楼根治疗黄疸、疮疡肿毒、消渴，并有化痰之能。

【药性分析】甘、微苦，微寒。归肺、胃经。

【功效】清热泻火，生津止渴，消肿排脓。

【适应证】热病烦渴，肺热燥咳。内热消渴。疮疡肿毒。

【用量用法】水煎服，10～15克。

【使用注意】不宜与乌头类药材同用。

【附方】1. 天花粉散(《类证治裁》卷四) 花粉、生地、麦冬、干葛各二钱，五味、甘草各一钱，粳米百粒。功效：生津止渴。主治：心移热于肺，肺热化燥，发为上消。

2. 参花散(《万病回春》卷七) 人参、天花粉各等份。功效：益气养阴，生津润燥。主治：燥热伤肺，气阴两伤之咳嗽发热、气喘吐血。

【歌括】地榆疗崩漏，止血止痢

【白话解】地榆凉血止血，能治疗崩漏，痢疾。

【药性分析】苦、酸、涩，微寒。归肝、大肠经。

【功效】凉血止血，解毒敛疮。

【适应证】血热出血证。烫伤、湿疹、疮疡痈肿。

【用量用法】水煎服，10～15克，大剂量可用至30克；或入丸、散。外用适量。止血多炒炭用，解毒敛疮多生用。

【使用注意】本品性寒酸涩，凡虚寒性便血、下痢、崩漏及出血有瘀者慎用。对于大面积烧伤病人，不宜使用地榆制剂外涂，以防其所含鞣质被大量吸收而引起中毒性肝炎。

【附方】1. 地榆散（《圣济总录》卷一百四十二）地榆一两，甘草（半炙半生）一两，陈槐花（半炒半生）一两。功效：凉血止血。主治：肠痔。下部生核肿痛，发寒热出血。

2. 地榆散（《绛囊撮要》）生地榆（晒干）为末，香油调敷。功效：解毒敛疮。主治：汤火伤。

【歌括】昆布①破疝气，散瘿散瘤

【注释】

①昆布：也称鹅掌菜。一种褐藻。又名海带、江白菜。

【白话解】昆布具有软坚散结，破疝气，治瘿瘤之效。

【药性分析】咸，寒。归肝、肾经。

【功效】消痰软坚，利水消肿。

【适应证】瘿瘤瘰疬，睾丸肿痛。痰饮水肿。

【用量用法】水煎服，6～12克。

【使用注意】脾胃虚寒蕴湿者忌服。

【附方】

1. 昆布丸（方出《外台秘要》卷二十三引《肘后方》，名见《医心方》卷十六引《范汪方》）昆布、海藻各等份。功效：软坚散结消肿。主治：颈下卒结，囊渐大欲成瘿者。

2. 三香昆布丸（《卫生总微》卷十七）熏陆香三分，青木香三分，藿香叶（去土）半两，昆布三分（洗去咸味），牵牛子半两（微炒）。功效：散结消肿止痛。主治：疝气偏坠，一大一小。

【歌括】疗伤寒、解虚烦，淡竹叶之功倍

【白话解】治伤寒病，解除虚烦淡竹叶有双倍的功效。

【药性分析】甘、淡，寒。归心、胃、小肠经。

【功效】清热泻火，除烦，利尿。

【适应证】热病烦渴，口疮尿赤，热淋涩痛。

【用量用法】水煎服，6～9克。

【使用注意】无实火、湿热者慎服，体虚有寒者禁服。

【附方】

1. 竹叶石膏汤（《伤寒论》）竹叶二把，石膏一斤，半夏（洗）半升，麦门冬（去心）一升，人参二两，甘草（炙）二两，粳米半升。功效：清热生津，益气和胃。主治：伤寒、温病、暑热之后，余热未清，气津两伤。

2. 淡竹叶汤（《世医得效方》卷八）淡竹叶、甘草、灯心、枣子、乌豆、车前子不拘多少。功效：清热泻火，利尿通淋。主治：诸淋。砂淋、血淋。

【歌括】除结气、破瘀血，牡丹皮之用同

【白话解】破瘀血、除结气，牡丹皮具有同样重要的作用。

【药性分析】苦、甘，微寒。归心、肝、肾经。

【功效】清热凉血，活血祛瘀。

【适应证】温毒发斑，血热吐衄。温病伤阴，阴虚发热，夜热早凉、无汗骨蒸。血滞经闭、痛经，跌打伤痛。痈肿疮毒。

【用量用法】水煎服，6～12克。清热凉血宜生用，活血祛瘀宜酒炙用。

【使用注意】血虚有寒、月经过多及孕妇不宜用。

【附方】1. 大黄牡丹汤(《金匮要略》)　大黄四两，牡丹皮一两，芒硝三合，桃仁五十个，瓜子半升。功效：泻热破瘀，散结消肿。主治：肠痈初起，少腹肿痞。

2. 牡丹散(《证治准绳·疡医》卷二)　牡丹皮、人参、天麻、白茯苓、黄木香、当归、川芎、官桂、桃仁（去皮，炒）各七钱半，白芷、薏苡仁、甘草（炙）各五钱。功效：活血祛瘀，行气止痛。主治：肠痈冷证，腹濡而痛，时时利脓。

【歌括】知母止嗽而骨蒸①退

【注释】

①骨蒸指热自骨内向外蒸发的感觉。

【白话解】知母善治高热烦渴，兼入肾经能滋肾阴、泄肾火、退骨蒸。

【药性分析】苦、甘，寒。归肺、胃、肾经。

【功效】清热泻火，生津润燥。

【适应证】热病烦渴，肺热燥咳，骨蒸潮热，内热消渴，肠燥便秘。

【用量用法】水煎服，6～12克。

【使用注意】本品性寒质润，有滑肠作用，故脾虚便溏者不宜用。

【附方】1. 白虎汤（见石膏条）。

2. 玉液汤(《医学衷中参西录》)　生山药一两，生黄五钱，知母六钱，生鸡内金（捣细）二钱，葛根钱半，五味子三钱，天花粉三钱。功效：升补元气。主治：消渴。

【歌括】牡蛎涩精而虚汗收

【白话解】牡蛎煅后有收敛固涩作用，治盗汗、肾虚遗精。

【药性分析】咸，微寒。归肝、胆、肾经。

【功效】重镇安神，潜阳补阴，软坚散结。

【适应证】心神不安，惊悸失眠，肝阳上亢，头晕目眩，痰核瘰疬瘿瘤，癥瘕积聚，滑脱诸证。

【用量用法】水煎服，9～30克；宜打碎先煎。外用适量。收敛固涩宜煅用，其他宜生用。

【附方】1. 牡蛎散（《太平惠民和剂局方》卷八）黄芪（去苗、土）、麻黄根（洗）、牡蛎（米泔浸，刷去土，火烧通赤）各一两。功效：固表敛汗。主治：诸虚不足。

2. 桂枝甘草龙骨牡蛎汤（《伤寒论》）桂枝（去皮）一两，甘草（炙）二两，牡蛎（熬）二两，龙骨二两。功效：壮心阳，镇心神。主治：心阳虚，心神失养而烦躁。

【歌括】贝母清痰止咳嗽而利心肺

【白话解】贝母清热化痰止咳嗽，而善于治疗心肺疾患。

【药性分析】苦，寒。归肺、心经。

【功效】清热化痰，散结消痈。

【适应证】风热、痰热咳嗽。瘰疬瘿瘤，乳痈疮毒，肺痈。

【用量用法】水煎服，3～10克；研末服1～2克。

【使用注意】不宜与乌头类药材同用。脾胃虚寒及有湿痰者不宜用。

【附方】1. 二母散(《景岳全书》卷五十七)　贝母（去心，童便洗）、知母等份，干生姜一片。功效：清热化痰止咳。主治：肺热咳嗽及疹后嗽甚者。

2. 消瘰丸(《医学心悟》卷四)　元参（蒸）、牡蛎（醋研）、贝母（去心蒸）各四两。功效：清热化痰，软坚散结。主治：瘰疬。

【按】《本草纲目》以前历代本草，皆统称贝母。至明《本草汇言》始有本品以"川者为妙"之说，清《轩岐救正论》才正式有浙贝母之名。川、浙二贝之功，基本相同，但前者以甘味为主，性偏于润，肺热燥咳，虚劳咳嗽用之为宜；后者以苦味为主，性偏于泄，风热犯肺或痰热郁肺之咳嗽用之为宜。至于清热散结之功，川、浙二贝共有，但以浙贝为胜。

【歌括】桔梗开肺利胸膈而治咽喉

【白话解】桔梗开提肺气，畅利胸膈而善治咽喉诸病。

【药性分析】苦、辛，平。归肺经

【功效】宣肺，祛痰，利咽，排脓。

【适应证】咳嗽痰多，胸闷不畅。咽喉肿痛，失音。肺痈吐脓。

【用量用法】水煎服，3～10克；或入丸、散。

【使用注意】本品性升散，凡气机上逆，呕吐、呛咳、眩晕、阴虚火旺咳血等不宜用，胃、十二指肠溃疡者慎服。用量过大易致恶心呕吐。

【附方】1. 桔梗汤(《金匮要略》)　桔梗一两，甘草二两。功效：利肺排脓。主治：肺痈咳嗽胸痛，咯痰腥臭者。

2. 参苓白术散(《太平惠民和剂局方》卷三)　莲子肉 (去皮)、薏苡仁、缩砂仁、桔梗 (炒令深黄色) 各一斤，白扁豆 (姜汁浸，去皮，微炒) 一斤半，白茯苓二斤，人参 (去芦) 二斤，甘草 (炒) 二斤，白术二斤，山药二斤。功效：益气健脾，渗湿止泻。主治：脾胃虚弱。

【歌括】 若夫黄芩治诸热，兼主五淋[①]

【注释】

①五淋：多指石淋、气淋、膏淋、劳淋、热淋。(见萱草根)

【白话解】 至于黄芩治疗各种热证，兼治五种淋证。

【药性分析】 苦，寒。归肺、胆、脾、胃、大肠、小肠经。

【功效】 清热燥湿，泻火解毒，止血，安胎。

【适应证】 湿温、暑湿、胸闷呕恶，湿热痞满，黄疸泻痢。肺热咳嗽，高热烦渴，血热吐衄，痈肿疮毒。胎动不安。

【用量用法】 水煎服，3~10克。清热多生用，安胎多炒用，清上焦热可酒炙用，止血可炒炭用。

【使用注意】 本品苦寒伤胃，脾胃虚寒者不宜使用。

【附方】 1. 黄芩汤(《伤寒论》)　黄芩三两，芍药二两，甘草 (炙) 二两，大枣 (擘) 十二枚。功效：清热止痢。主治：太阳少阳合病之下痢。

2. 葛根黄芩黄连汤(《伤寒论》)　葛根半斤，甘草 (炙) 二两，黄芩三两，黄连三两。功效：清热止利，兼以解表。主治：协表热利。

【歌括】 槐花治肠风[①]，亦医痔痢

【注释】

①肠风：病名，以便血为主症的疾病。

【白话解】槐花善治肠风，亦治痔疮、痢疾。

【药性分析】苦，微寒。归肝、大肠经。

【功效】凉血止血，清肝泻火。

【适应证】血热出血证。目赤、头痛。

【用量用法】水煎服，10～15克。外用适量。止血多炒炭用，清热泻火宜生用。

【使用注意】脾胃虚寒及阴虚发热而无实火者慎用。

【附方】1. 槐香散（《圣济总录》卷六十八）　槐花（火烧存性）不拘多少，麝香少许。功效：止血。主治：吐血不止。

2. 槐花散（《普济本事方》卷五）　槐花（炒）、柏叶（炼杵焙）、荆芥穗、枳壳（去穣，细切，麸炒黄）等份。功效：清肠止血，疏风下气。主治：肠风脏毒下血。

【歌括】常山理痰结而治温疟①。

【注释】

①温疟，疟疾的一种，临床以先热后寒（或无寒但热）为主症。

【白话解】常山善祛痰而截疟，为治疟之要药。

【药性分析】苦、辛，寒。有毒。归肺、心、肝经。

【功效】涌吐痰涎，截疟。

【适应证】胸中痰饮证。疟疾。

【用量用法】水煎服，4.5～9克；入丸、散酌减。涌吐可生用，截疟宜酒制用。治疟宜在病发作前半天或2小时服用，并配伍陈皮、半夏等减轻其致吐的副作用。

【使用注意】本品有毒，且能催吐，故用量不宜过大，体虚及孕妇不宜用。

【附方】1. 常山散（《圣济总录》卷三十四）　常山（末）一

两，砒霜（研）一分，丹砂（研）一钱。功效：截疟。主治：诸疟寒热往来，止而复发。

2. 截疟常山饮（《丹溪心法》卷二）　穿山甲（炮），草果，知母，槟榔，乌梅，甘草（炙），常山。功效：截疟。主治：疟疾。

【歌括】葶苈泻肺喘而通水气

【白话解】葶苈子降泻肺中水饮及痰火而平喘咳，兼通调水道。

【药性分析】苦、辛，大寒。归肺、膀胱经。

【功效】泻肺平喘，利水消肿。

【适应证】痰涎壅盛，喘息不得平卧。水肿，悬饮，胸腹积水，小便不利。

【用量用法】水煎服，5～10克；研末服，3～6克。

【使用注意】肺虚喘咳、脾虚肿满者忌服。

【附方】1. 葶苈大枣泻肺汤方（《金匮要略》）　葶苈子（熬令色黄捣丸如弹子大），大枣（十二枚）。功效：泻肺利水，下气平喘。主治：痰涎壅盛，咳喘胸满。

2. 大陷胸丸（《伤寒论》）　大黄半斤，葶苈子（熬）半升，芒硝半升，杏仁（去皮尖，熬黑）半升。功效：泻下逐水。主治：结胸、胸水，腹水肿满。

【歌括】此六十六种药性之寒者也

【白话解】此六十六味药物的药性属寒性。

热 性

【歌括】药有温热，又当审详

【白话解】药物有温热之性，应用时需详细审辨。

【歌括】欲温中以①荜茇②。

【注释】

①以：用。②荜茇：为荜茇的干燥近成熟或成熟果穗。

【白话解】荜茇能温中散寒止痛。

【药性分析】辛，热。归胃、大肠经。

【功效】温中散寒，下气止痛。

【适应证】胃寒腹痛，呕吐，呃逆，泄泻。

【用量用法】水煎服，1.5～3克。外用适量。

【使用注意】实热郁火、阴虚火旺者均忌服。

【附方】1. 荜芜汤(《辨证录》卷三)　荜茇、芫花各二钱。功效：止痛。主治：牙齿痛。

2. 荜茇丸(《圣济总录》卷四十四)　荜茇、木香、附子(炮裂，去皮脐)、胡椒、桂(去粗皮)、干姜(炮)、诃黎勒皮(焙)各半两，厚朴(去粗皮，生姜汁炙)一两半。功效：温中散寒止痛。主治：脾虚呕逆，心腹常痛，面色青黄，腰胯冷疼。

【歌括】用发散以生姜

【白话解】用生姜来发汗解表，祛风散寒。
生姜发散作用较弱，适用于风寒感冒轻证。

【药性分析】辛，温。归肺、脾、胃经。

【功效】解表散寒，温中止呕，温肺止咳。

【适应证】风寒感冒。脾胃寒证，胃寒呕吐。肺寒咳嗽。

【用量用法】煎服，3~9克，或捣汁服。

【使用注意】本品助火伤阴，故热盛及阴虚内热者忌服。

【附方】1. 生姜半夏汤（《金匮要略》）半夏半升，生姜汁一升。功效：温胃散寒，和中降逆。主治"病人胸中似喘不喘，似呕不呕，似哕不哕，彻胸中愤愤然无奈者。"

2. 生姜泻心汤（《伤寒论》）生姜（切）四两，甘草（炙）三两，人参三两，干姜一两，黄芩三两，半夏（洗）半升，黄连一两，大枣（擘）十二枚。功效：和胃降逆，散水消痞。主治：伤寒汗后，胃阳虚弱，水饮内停，心下痞硬，肠鸣下利；妊娠恶阻，噤口痢。

【歌括】五味子止嗽痰，且滋肾水

【白话解】五味子能上敛肺气，下滋肾阴，为治疗久咳虚喘之要药。

【药性分析】酸、甘，温。归肺、心、肾经。

【功效】收敛固涩，益气生津，补肾宁心。

【适应证】久咳虚喘，自汗盗汗，遗精滑精，久泻不止。津伤口渴，消渴。心悸，失眠，多梦。

【用量用法】水煎服，3~6克；研末服，1~3克。

【使用注意】凡表邪未解，内有实热，咳嗽初起，麻疹初期，均不宜用。

【附方】1. 都气丸（《医宗己任编》卷七）熟地黄八钱，山萸肉、干山药各四钱，五味子二钱，泽泻、牡丹皮、白茯苓（去皮）各三钱。功效：滋肾纳气。主治：肾阴虚气喘，呃逆之证。

2. 五味子散（《普济本事方》卷四） 五味子（拣）二两，吴茱萸（细粒绿色者）半两。功效：温肾涩肠止泻。主治：肾泄。

【歌括】腽肭脐①疗痨瘵②，更壮元阳。

【注释】

①腽肭：海狗；腽肭脐：海狗肾，亦有认为是海狗鞭。②痨瘵（zhai）：病名。《明医杂著》指出：（患者）"睡中盗汗，午后发热，哈哈咳嗽，倦怠无力，饮食少进，甚则痰涎带血，咯吐出血；或咳血、吐血、衄血，身热，脉沉数，肌肉消瘦，此名痨瘵。"痨瘵又名肺痨，古称"传尸"或"疰"，是由于痨虫侵袭肺叶而引起的一种具有传染性的慢性衰弱性疾病。临床上以咳嗽、咳血、潮热、盗汗，以及胸痛、消瘦等为特征。

【白话解】腽肭脐能治疗肺肾亏损的肺痨，更有温壮肾阳的作用。

【药性分析】咸，热。归肾经。

【功效】暖肾壮阳，益精补髓。

【适应证】阳痿精冷，精少不育。肾阳衰微，心腹冷痛。

【用量用法】研末服，每次1~3克，每日2~3次；入丸、散或泡酒服。

【使用注意】阴虚火旺及骨蒸劳嗽等忌用。

【附方】1. 腽肭脐散（《圣济总录》卷一八七） 腽肭脐（切，焙）一分，吴茱萸（汤洗，焙，炒）一分，甘松（洗，焙）一分，陈橘皮（汤浸，去白，焙）一分，高良姜一分。功效：暖肾散寒，行气止痛。主治：下元久冷，虚气攻刺心脾，小肠冷痛不可忍。

2. 腽肭脐散（《太平圣惠方》卷六十七） 腽肭脐（酒刷，炙微黄）一两，熟干地黄一两，芸苔子一两，桂心半两，桑根白皮（剉）一两，没药一两，当归（剉，微炒）一两。功效：接骨补筋。

主治：腕折骨碎筋伤。

【歌括】原①夫川芎祛风湿、补血清头

【注释】

①原：推原。

【白话解】推原川芎能够祛风散湿、补血止头痛。

川芎为治头痛要药，无论风寒、风热、风湿、血虚、血瘀头痛均可随证配伍用之。

【药性分析】辛，温。归肝、胆、心包经。

【功效】活血行气，祛风止痛。

【适应证】血瘀气滞痛证。头痛，风湿痹痛。

【用量用法】水煎服，3～9克。

【使用注意】阴虚火旺，多汗，热盛及无瘀之出血证和孕妇慎用。

【附方】1. 川芎茶调散（《太平惠民和剂局方》卷二）　川芎、荆芥（去梗）各四两，白芷、羌活、甘草（爁）各二两，细辛（去芦）一两，防风（去芦）一两半，薄荷叶（不见火）八两。功效：疏风止痛。主治：外感风邪头痛。

2. 大川芎丸（《黄帝素问宣明论方》卷二）　川芎一斤，天麻（用靳州者）四两。功效：祛风止痛。主治：首风，眩晕眩急，外合阳气，风寒相搏，胃膈痰饮，偏正头疼，身拘倦。

【歌括】续断治崩漏、益筋强脚

【白话解】续断可治疗崩漏下血，壮筋骨强脚力。

续断可用于肝肾不足，崩漏下血，胎动不安等症，兼能壮骨强筋。

【药性分析】苦、辛，微温。归肝、肾经。

【功效】补益肝肾，强筋健骨，止血安胎，疗伤续折。

【适应证】阳痿不举，遗精遗尿。腰膝酸痛，寒湿痹痛。崩漏下血，胎动不安。跌打损伤，筋伤骨折

【用量用法】水煎服，9~15克，或入丸、散。外用适量研末敷。崩漏下血宜炒用

【使用注意】风湿热痹者忌服。

【附方】1. 寿胎丸(《医学衷中参西录》)　菟丝子(炒炖)四两，桑寄生(二两)，川续断(二两)，真阿胶(二两)。功效：补肾安胎。主治：滑胎。

2. 续断丹(《证治准绳·类方》)　续断、草薢(酒浸)、牛膝(酒浸)、干木瓜、杜仲(剉，炒去丝)各二两。功效：散寒祛湿，强筋健骨。主治：中风寒湿，筋挛骨痛。

【歌括】麻黄表汗①以疗咳逆

【注释】

①表汗：谓用药物等使身体出汗。亦泛指出汗。

【白话解】麻黄发汗解表，用来治疗咳嗽逆气。

【药性分析】辛、微苦，温。归肺、膀胱经。

【功效】发汗解表，宣肺平喘，利水消肿。

【适应证】风寒感冒。咳嗽气喘。风水水肿。

【用量用法】水煎服，2~9克。发汗解表宜生用，止咳平喘多炙用。

【使用注意】本品发汗宣肺力强，凡表虚自汗、阴虚盗汗及肺肾虚喘者均当慎用。

【附方】1. 麻黄汤(《伤寒论》)　麻黄(去节)三两，桂枝二

两，杏仁（去皮尖）七十个，甘草（炙）一两。功效：发汗解表，宣肺平喘。主治：外感风寒。

2. 越婢汤（《金匮要略》）　麻黄六两，石膏半斤，生姜三两，大枣十五枚，甘草二两。功效：发汗利水。主治：风水恶风，一身悉肿，脉浮不渴，续自汗出，无大热者。

【歌括】韭子壮阳而医白浊①

【注释】

①白浊：尿液浑浊不清，色白如泔浆，或初尿不浑，留置稍长，沉淀呈积粉样的表现。

【白话解】韭菜子补肾助阳，治肾阳不足，带脉失约，白带白淫。

【药性分析】辛、甘，温。归肾、肝经。

【功效】温补肝肾，壮阳固精。

【适应证】阳痿遗精，白带白淫。肝肾不足，腰膝痿软。

【用量用法】水煎服，3~9克；或入丸、散服。

【使用注意】阴虚火旺者忌服。

【附方】1. 韭子散（《外台秘要》卷十六引《深师方》）　韭子、菟丝子、车前子各一升，附子（炮）三枚，当归、川芎、矾石（烧）各三两，桂心一两。功效：温补肾阳，固精泄浊。主治：尿精，小便白浊，梦泄。

2. 韭子汤（《小品方》卷三）　韭子一升，龙骨三两，赤石脂三两。功效：涩精止遗。主治：失精。

【歌括】川乌破积，有消痰治风痹之功

【白话解】川乌有破积滞，消寒痰，祛风湿，止痹痛的功效。

川乌善于祛风除湿、温经散寒，为治风寒湿痹证之佳品。

【药性分析】辛、苦，热。有大毒。归心、肝、肾、脾经。

【功效】祛风湿，温经止痛。

【适应证】风寒湿痹。心腹冷痛，寒疝疼痛。跌打损伤，麻醉止痛。

【用量用法】水煎服，1.5～3克；宜先煎、久煎。外用，适量。

【使用注意】孕妇忌用；不宜与贝母类、半夏、白及、白蔹、天花粉、瓜蒌类同用；内服一般应炮制用，生品内服宜慎；酒浸、酒煎服易致中毒，应慎用。

【附方】1. 乌头汤（《金匮要略》）　川乌（㕮咀、以蜜二升、煎取一升、即出乌头）五枚，麻黄三两，黄芪三两，芍药三两，甘草（炙）二两。功效：温经散寒，除湿宣痹。主治：寒湿邪气痹阻关节。

2. 大乌头煎（《金匮要略》）　乌头（熬去皮不㕮咀）大者五枚。功效：破积祛寒止痛。主治：沉寒痼冷，寒疝绕脐痛。

【歌括】天雄①散寒，为祛湿助精阳之药

【注释】

①天雄：乌头不生幼根者则名天雄，即乌头之独生者。

【白话解】天雄为散寒、除湿、补肾阳、益精气的良药。

【药性分析】辛，热。大毒。归肾经。

【功效】祛风散寒，益火助阳。

【适应证】风寒湿痹，历节风痛，四肢拘挛，心腹冷痛，疝癖癥瘕。

【用量用法】内服：煎汤，2～6克；或入丸、散。外用：

适量，研末调敷。内服宜炮制后用。

【使用注意】阴虚阳盛者及孕妇禁服。反半夏、瓜蒌、贝母、白蔹、白及。生品外用，内服须炮制。若内服过量，或炮制、煎煮方法不当，可引起中毒。

【附方】1. 天雄散（《金匮要略》卷上）　天雄（炮）三两，白术八两，桂枝六两，龙骨三两。功效：补阳摄阴。主治：滑精。

2. 天雄丸（《圣济总录》卷十九）　天雄（炮裂，去皮脐）、附子（炮裂，去皮脐）各一两，桂（去粗皮）一两半，干姜（炮）三两，防风（去叉）三两。功效：祛风散寒止痛。主治：风湿痹。皮肉不仁，骨髓疼痛，不可忍者。

【歌括】观夫川椒达下

【白话解】观察川椒有下达之功。

川椒善治中寒腹痛，寒湿吐泻，虫积腹痛，湿疹，妇人阴痒等病证；又有温壮肾阳功能。

【药性分析】辛，温。归脾、胃、肾经。

【功效】温中止痛，杀虫止痒。

【适应证】中寒腹痛，寒湿吐泻。虫积腹痛，湿疹，阴痒。

【用量用法】水煎服，3~6克。外用适量，煎汤熏洗。

【使用注意】过多食用易消耗肠道水分造成便秘。

【附方】1. 大建中汤（《金匮要略》）　蜀椒（去汗）二合，干姜四两，人参二两。功效：补虚缓急，散寒止痛。主治：虚寒腹痛。

2. 川椒丸（《三因极一病证方论》卷十一）　黄连（炒）、乌梅肉、当归、川椒（炒出汗）、桂心、干姜（炮）各等份。功效：温脏祛湿止泻。主治：脏虚，泄泻无度。

【歌括】干姜暖中

【白话解】干姜为温暖中焦之主药。

干姜辛热燥烈，主入脾胃而长于温中散寒、健运脾阳。

【药性分析】辛，热。归脾、胃、肾、心、肺经。

【功效】温中散寒，回阳通脉，温肺化饮。

【适应证】腹痛，呕吐，泄泻。亡阳证。寒饮喘咳。

【用量用法】水煎服，3～10克。

【使用注意】本品辛热燥烈，阴虚内热、血热妄行者忌用。

【附方】1. 理中丸（《伤寒论》） 人参、白术、甘草（炙）、干姜各三两。功效：温中祛寒，补气健脾。主治：脾胃虚寒，腹痛绵绵，喜温喜按，纳呆，大便稀溏，畏寒肢冷。

2. 干姜丸（《圣济总录》卷第七十四） 干姜（炮）、厚朴（去粗皮生姜汁炙）、当归（切，焙）各三分，阿胶（炙燥）、龙骨各一两。功效：温中行气止痛。主治：肠胃风冷，飧泄注下，腹痛不止。

【歌括】胡芦巴①治虚冷之疝气

【注释】

①胡芦巴：又称苦豆、季豆，为豆科植物胡芦巴的成熟种子。

【白话解】胡芦巴治疗虚冷引起的疝气。

胡芦巴善于温肾助阳，温经止痛，治寒疝腹痛，痛引睾丸。

【药性分析】苦，温。归肾经。

【功效】温肾助阳，散寒止痛。

【适应证】寒疝腹痛，腹胁胀痛。足膝冷痛，寒湿脚气。阳痿滑泄，精冷囊湿。

【用量用法】水煎服，3～10克；或入丸、散。

【使用注意】阴虚火旺者忌用。

【附方】1. 胡芦巴丸（《杨氏家藏方》卷九）胡芦巴（炒）、破故纸（炒）、川楝子（去核，炒）、茴香（炒）、川椒（取红）、青盐（别研）、山药、青橘皮（去白）、陈橘皮（去白）、附子（炮，去皮脐）等份。功效：温肾助阳，行气止痛。主治：下焦阳惫，脐腹冷痛，小便白浊，肌肤消瘦，饮食减少，及膀胱疝气。

2. 胡芦巴丸（《太平惠民和剂局方》卷八）胡芦巴（炒）一斤，吴茱萸（汤洗十次，炒）十两，川楝子（炒）一斤二两，大巴戟（去心，炒）、川乌（炮，去皮脐）各六两，茴香（淘去土，炒）十二两。功效：温里散寒，行气止痛。主治：奔豚气、疝气，偏坠阴肿，小腹有形如卵，痛不可忍，或绞结绕脐攻刺，呕恶闷乱。

【歌括】卷柏破癥瘕①而血通

【注释】

①癥瘕：腹中结块的病。坚硬不移动，痛有定处为"癥"；聚散无常，痛无定处为"瘕"。

【白话解】生卷柏破瘀血逐癥瘕，使血行通畅。

【药性分析】辛，平。归肝、心经。

【功效】活血通经。

【适应证】经闭痛经。癥瘕痞块，跌扑损伤。卷柏炭化瘀止血，用于吐血，崩漏，便血，脱肛。

【用量用法】内服：煎汤，4.5～10克。外用：适量，研末敷。

【使用注意】孕妇慎用。

【附方】1. 卷柏散(《太平圣惠方》卷六十)　卷柏一两，当归（剉，微炒）三分，黄芪（剉）一两，白术三分，枳壳（麸炒微黄，去瓤）二两，白芍药三分，干姜（炮裂，剉）半两，甘草（炙微赤，剉）三分，川芎三分，熟干地黄一两。功效：活血补血，缓急止痛。主治：肠风腹痛，下血不止。

2. 卷柏丸(《古今医统大全》卷四十二)　卷柏（生石上老柏为妙）取叶用。功效：活血止血。主治：脏毒下血。

【歌括】白术消痰壅、温胃，兼止吐泻

【白话解】白术燥湿以消除壅滞之痰，治疗脾胃虚寒，兼能治疗呕吐泄泻。

【药性分析】甘、苦，温。归脾、胃经。

【功效】健脾益气，燥湿利尿，止汗，安胎。

【适应证】脾气虚证。气虚自汗。脾虚胎动不安。

【用量用法】水煎服，6～12克。炒用可增强补气健脾止泻作用。

【使用注意】本品性偏温燥，热病伤津及阴虚燥渴者不宜。

【附方】1. 一味白术散(《赤水玄珠》卷八)　白术（米泔水洗净，切片。每一斤用陈皮半斤，入甑一层层间隔蒸一口，炒干，去陈皮）。功效：健脾燥湿止泻。主治：久泻脾虚。

2. 玉屏风散(《丹溪心法》卷四十九)　防风、黄芪各一两，白术二两。功效：益气固表止汗。主治：气虚自汗。

【歌括】菖蒲开心气、散冷，更治耳聋

【白话解】菖蒲开心窍醒神、散冷湿，更能治疗耳聋。

石菖蒲不但有开窍醒神之功，且具有化湿，豁痰，辟秽之效。故擅长治痰湿秽浊之邪蒙蔽清窍所致之神志昏乱，兼能聪耳明目。

【药性分析】辛、苦，温。归心、胃经。

【功效】开窍醒神，化湿和胃，宁神益志。

【适应证】痰蒙清窍，神志昏迷。湿阻中焦，脘腹痞满，胀闷疼痛。噤口痢。健忘，失眠，耳鸣，耳聋。

【用量用法】水煎服，3~9克。鲜品加倍。

【使用注意】阴虚阳亢，汗多、精滑者慎服。

【附方】

1. 菖蒲散(《普济方》卷三三五)　石菖蒲、良姜、桂心各一两，香附子二两。功效：温里行气止痛。主治：妇人血气痛。

2. 菖蒲郁金汤(《温病全书》)　石菖蒲三钱，炒栀子三钱，鲜竹叶三钱，牡丹皮三钱，郁金二钱，连翘二钱，灯心二钱，木通一钱半，淡竹沥（冲）五钱，紫金片（冲）五分。功效：清营透热祛痰。主治：伏邪风温。

【歌括】丁香快脾胃而止吐逆

【白话解】丁香暖脾胃而行气滞，尤善降逆止呕。

【药性分析】辛，温。归脾、胃、肺、肾经。

【功效】温中降逆，散寒止痛，温肾助阳。

【适应证】胃寒呕吐、呃逆。脘腹冷痛。阳痿，宫冷。

【用量用法】水煎服，1~3克。外用适量。

【使用注意】热证及阴虚内热者忌用。畏郁金。

【附方】1. 丁香汤(《圣济总录》卷五十五) 丁香一分，桂(去粗皮)半两。功效：温中散寒止痛。主治：胃心痛不止。

2. 丁香散(《圣惠》卷七十四) 丁香半两，人参(去芦头)半两，陈橘皮(汤浸，去白瓤，焙)三分。功效：降逆止呕。主治：妊娠霍乱吐泻，烦闷。

【歌括】高良姜止心气痛之攻冲

【白话解】高良姜温中散寒止痛，能治疗阴寒之气上攻的呕吐等病症。

【药性分析】辛，热。归脾、胃经。

【功效】散寒止痛，温中止呕。

【适应证】胃寒冷痛。胃寒呕吐。

【用量用法】水煎服，3~6克。研末服，每次3克。

【使用注意】阴虚有热者禁服。

【附方】1. 二姜丸(《太平惠民和剂局方》卷三) 干姜(炮)、良姜(去芦头)等份。功效：养脾温胃，去冷消痰。主治：心脾疼痛，宽胸下气，进美饮食，疗一切冷物所伤之。

2. 良附丸(《良方集腋》卷上) 高良姜(酒洗七次，焙研)，香附子(醋洗七次，焙研)。如病因寒而得者，用高良姜二钱，香附末一钱；如病因怒而得者，用高良姜一钱，香附末三钱；如病因寒怒兼有者，高良姜一钱五分，香附一钱五分。功效：行气疏肝，祛寒止痛。主治：肝郁气滞，胃寒脘痛，胸闷不舒，喜温喜按者。

【歌括】肉苁蓉填精益肾

【白话解】肉苁蓉为补肾阳，益精血的良药。

【药性分析】甘、咸，温。归肾、大肠经。

【功效】补肾助阳，润肠通便。

【适应证】肾阳亏虚，精血不足之阳痿早泄、宫冷不孕、腰膝酸痛、痿软无力。肠燥津枯便秘。

【用量用法】水煎服，10～15克。

【使用注意】本品能助阳、滑肠，故阴虚火旺及大便泄泻者不宜服。肠胃实热、大便秘结亦不宜服。

【附方】1. 肉苁蓉汤（《温病条辨》卷三）　肉苁蓉（泡淡）一两，附子二钱，人参二钱，干姜炭二钱，当归二钱，白芍（肉桂汤浸，炒）三钱。功效：温补中下焦。主治：噤口痢，胃关不开，由于肾关不开者。

2. 济川煎（《景岳全书》卷五十一）　当归三至五钱，牛膝二钱，肉苁蓉（酒洗去成）二至三钱，泽泻一钱半，升麻五至七分或一钱，枳壳一钱（虚甚者不必用）。功效：温肾益精，润肠通便。主治：虚损，大便秘结不通。

【歌括】石硫黄暖胃驱虫

【白话解】硫黄温胃散寒，杀虫止痒。

【药性分析】酸，温。有毒。归肾、大肠经。

【功效】外用解毒杀虫疗疮，内服补火助阳通便。

【适应证】外用治疥癣，湿疹，阴疽疮疡。内服治阳痿，虚喘冷哮，虚寒便秘。

【用量用法】外用适量，研末敷或加油调敷患处。内服1.5～3克，炮制后入丸、散服。

【使用注意】阴虚火旺及孕妇忌服。

【附方】1. 半硫丸（《太平惠民和剂局方》卷六）　半夏（汤

浸七次，焙干，为细末）、硫黄（明净好者，研令极细，用柳木槌子杀过）各等份。功效：温肾逐寒，通阳开秘。主治：心腹一切疟癖冷气，及年高风秘冷秘。

2. 硫黄涂方（《圣济总录》卷十八） 硫黄一两半，雄黄半两，砂（研）、附子（生）各一两。功效：解毒杀虫止痒。主治：疡风。

【歌括】胡椒主去痰而除冷

【白话解】胡椒主要有下气消痰，温中散寒止痛的功效。

【药性分析】辛，热。归胃、大肠经。

【功效】温中散寒，下气消痰。

【适应证】胃寒腹痛，呕吐泄泻。癫痫证。

【用量用法】水煎服，2～4克；研末服，每次0.6～1.5克。外用适量。

【使用注意】阴虚有火者忌服。

【附方】1. 胡椒丸（《太平圣惠方》卷四十二） 胡椒一两，荜茇一两，干姜（炮裂，剉）三分，白术一两，桂心三分，诃黎勒皮三分，人参（去芦头）三分，款冬花半两，紫菀（洗，去苗土）一两，甘草（炙微赤，剉）一两，赤茯苓一两，陈橘皮（汤浸，去白瓤，焙）一两。功效：温里散寒。主治：心腹虚冷，胸满不食，时复呕沫。

2. 胡椒半夏丸（《普济方》卷一六三） 半夏一两，干姜一两，胡椒一分，丁香一分。功效：温里散寒，行气化痰。主治：虚寒喘嗽，冷痰不止。

【歌括】秦椒①主攻痛而去风

【注释】

①秦椒：花椒。

66

【白话解】花椒温中，主要能散寒止痛，燥湿杀虫止痒。

【药性分析】辛，温。有毒。归脾、胃、肾经。

【功效】温中散寒止痛，燥湿杀虫止痒。

【适应证】中寒腹痛，寒湿吐泻。虫积腹痛，湿疹瘙痒，妇人阴痒等症。

【用量用法】水煎服，3～7克。外用适量。

【使用注意】阴虚火旺者忌服。孕妇慎服。

【附方】1. 花椒油(《赵炳南临床经验集》)　红点花椒三钱，芝麻油一斤。功效：解毒润肤。主治：急性湿疹。

2. 秦椒散(《太平圣惠方》卷四十一)　白芷一两，旋覆花一两，秦椒(去目及闭口者，微炒去汗)一两，桂心二两。功效：补虚益鬓发，延年驻颜。主治：人年未至四十，头须尽白。

【歌括】吴茱萸疗心腹之冷气

【白话解】吴茱萸能治疗肝经受寒、冷气攻冲所致心腹诸痛。

吴茱萸既散肝经之寒邪，又疏肝气之郁滞，为治肝寒气滞诸痛之主药。

【药性分析】辛、苦，热。有小毒。归肝、脾、胃、肾经。

【功效】散寒止痛，降逆止呕，助阳止泻。

【适应证】寒凝疼痛，胃寒呕吐，虚寒泄泻。

【用量用法】水煎服，1.5～4.5克。外用适量。

【使用注意】本品辛热燥烈，易耗气动火，故不宜多用、久服。阴虚有热者忌用。

【附方】1. 吴茱萸汤(《伤寒论》)　吴茱萸一升，人参三两，生姜六两，大枣十二枚。功效：温中补虚，降逆止呕。主治：肝胃虚寒，浊阴上逆证。

2. 左金丸（《丹溪心法》卷一）　黄连六两，吴茱萸一两或半两。功效：清泻肝火，降逆止呕。主治：肝火犯胃，嘈杂吞酸，呕吐胁痛，筋疝痞结，霍乱转筋。

【歌括】灵砂①定心脏之怔忡②

【注释】

①灵砂即朱砂。②怔忡：怔忡是现代医学中各种类型的重症心律失常，其症状以阵发性或持续发作为特点，病人自觉心中剧烈跳动的一种急性病证。

【白话解】朱砂专入心经，既可重镇安神，又能清心安神，为镇心、清火、安神定志之药。

【药性分析】甘，微寒。有毒。归心经。

【功效】清心镇惊，安神解毒。

【适应证】心神不宁，心悸失眠。惊风癫痫。疮疡肿毒，咽喉肿痛，口舌生疮。

【用量用法】内服，只宜入丸、散服，每次 0.1～0.5 克；不宜入煎剂。外用适量。

【使用注意】本品有毒，内服不可过量或持续服用，孕妇及肝功能不全者禁服。入药只宜生用，忌火煅。

【附方】1. 朱砂安神丸（《内外伤辨惑论》卷中）　朱砂（另研，水飞为衣）五钱，甘草五钱五分，黄连（去须净，酒洗）六钱，当归（去芦）二钱五分，生地黄一钱五分。功效：镇心安神，清热养血。主治：心火上炎，灼伤阴血，心神烦乱，怔忡，失眠多梦。

2. 冰硼散（《外科正宗》卷二）　冰片五分，朱砂六分，玄明粉、硼砂各五钱。功效：清热解毒，消肿止痛。主治：咽喉疼痛，牙龈肿痛，口舌生疮，舌肿木硬，重舌，小儿鹅口白斑。

【歌括】盖夫散肾冷、助脾胃，须荜澄茄①

【注释】

①荜澄茄：又名尾胡椒，药用干果。

【白话解】散除肾寒，助养脾胃，须用荜澄茄。

荜澄茄能温补脾肾、散寒止痛，治胃寒脘腹冷痛、呕吐、呃逆。

【药性分析】辛，温。归脾、胃、肾、膀胱经。

【功效】温中散寒，行气止痛。

【适应证】胃寒腹痛，呕吐，呃逆。寒疝腹痛。

【用量用法】水煎服，1.5~3克。

【使用注意】对阴虚火旺之人忌食；干燥综合征，结核病，糖尿病者忌食。

【附方】1. 荜澄茄散（《扁鹊心书·神方》） 荜澄茄、高良姜、肉桂、丁香、厚朴（姜汁炒）、桔梗（去芦）、陈皮、三棱（泡，醋炒）、甘草各一两五钱，香附（制）三两。功效：温中散寒，行气止痛。主治：脾胃虚满，寒气上攻于心。

2. 荜澄茄丸（《圣济总录》卷五十七） 荜澄茄（炒）、藿香叶、茴香子（炒）、人参、槟榔（剉）各一两，丁香、木香各半两，甘草（炙，剉）、蓬莪术（煨）各一两。功效：行气消食止痛。主治：气滞不匀，胁痛烦满，不思饮食。

【歌括】疗心痛、破积聚，用蓬莪术

【白话解】治疗心痛，破除积聚，得用蓬莪术。

蓬莪术能破血散瘀，消癥化积，行气止痛。

【药性分析】辛、苦，温。归肝、脾经。

【功效】破血行气，消积止痛。

【适应证】癥瘕积聚、经闭及心腹瘀痛。食积脘腹胀痛。

【用量用法】水煎服，3～15克。醋制后可加强祛瘀止痛作用。外用适量。

【使用注意】孕妇及月经过多者忌用。

【附方】1. 莪术散（《寿世保元》卷七） 香附三两，当归（酒洗）、莪术（醋煨）、延胡索、赤芍药、枳壳（麸炒）、熟地黄、青皮（去瓤）、白术（去芦）、黄芩各一两，三棱（醋煨）、小茴香（炒）、砂仁各八钱，干漆（炒尽烟）、红花各五钱，川芎八钱，甘草一钱。功效：逐去瘀血。主治：妇人三十八九岁，经血断早，瘀血未尽，不时攻痛成疾，经水不行，腹中有块痛，头晕眼花，不思饮食。

2. 脾积丸（《仁斋直指方论》卷十五） 蓬莪术三两，京三棱二两，良姜半两（以上用米醋一升，于瓷瓶内煮干，乘热切碎、焙），青皮（去白）一两，南木香半两，不蛀皂角三大梃（烧存性），百草霜（深村锅底者佳）三匙。功效：行气消积散结。主治：饮食停滞，腹胀痛闷，呕恶吞酸，大便秘结。

【歌括】缩砂仁①止吐泻安胎、化酒食之剂

【注释】

①缩砂：砂仁。

【白话解】砂仁止吐、止泻、安胎，且是消化酒食之药。

【药性分析】辛，温。归脾、胃、肾经。

【功效】化湿行气，温中止泻，安胎。

【适应证】湿阻中焦及脾胃气滞证。脾胃虚寒吐泻。气滞妊娠恶阻及胎动不安。

【用量用法】水煎服，3~6克。入汤剂宜后下。

【使用注意】阴虚血燥者慎用。

【附方】1. 砂仁汤(《赤水玄珠》卷十五)　砂仁、黄连、木贼各等份。功效：清热化湿。主治：大肠虚，脱肛，挟热红肿者。

2. 砂仁益黄散(《医方考》卷六)　陈皮二钱，青皮二钱，诃子一钱，丁香五分，木香五分，砂仁五分。功效：化湿行气，温中止泻。主治：食伤胃寒，呕吐而泻者。

【歌括】*附子疗虚寒反胃、壮元阳之方*

【白话解】附子医治虚寒反胃，为强壮元阳的良方。

附子治疗脾胃寒呕，能上助心阳、中温脾阳、下补肾阳，为"回阳救逆第一品药"

【药性分析】辛、甘，大热。有毒。归心、肾、脾经。

【功效】回阳救逆，补火助阳，散寒止痛。

【适应证】亡阳证。阳虚证。寒痹证。

【用量用法】水煎服，3~15克。本品有毒，宜先煎0.5~1小时，至口尝无麻辣感为度。

【使用注意】孕妇及阴虚阳亢者忌用。反半夏、瓜蒌、贝母、白蔹、白及。生品外用，内服须炮制。若内服过量，或炮制、煎煮方法不当，可引起中毒。

【附方】1. 四逆汤(《伤寒论》)　甘草(炙)二两，干姜一两半，附子(生用，去皮，破八片)一枚。功效：温中祛寒，回阳救逆。主治：伤寒太阳病误汗伤阳，及阳明、太阴、少阴、厥阴

71

病、霍乱病等症见四肢厥逆，恶寒蜷卧，呕吐不渴，腹痛下利，神衰欲寐，舌苔白滑，脉微欲绝者。

2. 参附汤(《婴童类萃》卷上)　大附子二钱，人参一钱，丁香五粒，生姜五片。功效：益气回阳。主治：元气虚脱，将成慢惊。

【歌括】白豆蔻①治冷泻

【注释】

①白豆蔻又名豆蔻。

【白话解】白豆蔻治疗寒性泄泻。

【药性分析】辛，温。归肺、脾、胃经。

【功效】化湿行气，温中止呕。

【适应证】湿阻中焦及脾胃气滞证。呕吐。

【用量用法】水煎服，3～6克。入汤剂宜后下。

【使用注意】阴虚血燥者慎用。

【附方】1. 白豆蔻散(《杨氏家藏方》卷五)　沉香三分，缩砂仁（微炒）一两，白豆蔻仁（微炒）一两，干生姜一两，木香半两，人参（去芦头）半两，白术半两，白茯苓（去皮）半两，丁香半两。功效：化湿行气，健脾理中。主治：脾胃不和，中脘痞闷，气不升降，痰逆恶心，不思饮食。

2. 三豆蔻饮子(《魏氏家藏方》卷五)　肉豆蔻（剉）一两，白豆蔻（剉）一两，草豆蔻（剉）二两，甘草（剉）一两半，生姜七两。功效：温中散寒，化湿行气。主治：脾胃受冷过多，胸膈痞闷，气不舒畅，饮食之后，胸间噎塞，呼吸气短，全不思食，面无颜色，日渐气弱，遂成瘦怯者。

【歌括】疗痈止痛于乳香

【白话解】疗痈疽、止疼痛要用乳香。

乳香既能散瘀止痛，又能活血消痈，祛腐生肌，为外伤科要药。

【药性分析】辛、苦，温。归心、肝、脾经。

【功效】活血行气止痛，消肿生肌。

【适应证】跌打损伤、疮疡痈肿，气滞血瘀之痛证。

【用量用法】水煎服，3～10克，宜炒去油用。外用适量，生用或炒用，研末外敷。

【使用注意】胃弱者慎用，孕妇及无瘀滞者忌用。

【附方】1. 七厘散(《同寿录》卷尾)　朱砂(水飞净)一钱二分，真麝香一分二厘，梅花冰片一分二厘，净乳香一钱五分，红花一钱五分，明没药一钱五分，瓜儿血竭一两，粉口儿茶二钱四分。功效：散瘀消肿，定痛止血。主治：跌打损伤，筋断骨折，瘀血肿痛；刀伤出血，无名肿毒，烧伤烫伤。

2. 乳香丸(《卫生宝鉴》卷十三)　乳香(另研)五钱，穿山甲五钱，当归五钱，猪牙皂角七钱，木鳖子七钱。功效：活血散结止痛。主治：诸般恶疮疖。

【歌括】红豆蔻①止吐酸

【注释】

①红豆蔻：高良姜的果实。

【白话解】红豆蔻能温胃而止吐酸。

【药性分析】辛，温。归脾、胃经。

【功效】温中散寒，行气止痛。

【适应证】寒湿所致的脘腹冷痛，呕吐，泄泻，不欲饮食。亦可研末掺牙，治疗风寒牙痛。

【用量用法】水煎服，用量3~6克，生用。

【使用注意】阴虚有热者忌用。

【附方】1. 红豆蔻丸(《圣济总录》卷六十七) 红豆蔻(去皮)一两，木香一两，缩砂仁一两，槟榔(剉)一两，诃黎勒(炮，用皮)一两，藿香叶一两，陈橘皮(去白，炒)二两，胡椒一分，荜澄茄半两，茴香子(炒香)一两半。功效：行气化湿消食。主治：一切气，饮食不消。

2. 红豆蔻汤(《太平圣惠方》卷五) 红豆蔻(去皮)三分，白术三分，桂心三分，厚朴(去粗皮，涂生姜汁，炙令香熟)二两，人参(去芦头)一两，陈橘皮(汤浸，去白瓤，焙)一两，诃黎勒(煨，用皮)三分，黄芪(剉)三分，当归(剉，微炒)三分。功效：健脾行气化湿。主治：脾胃气虚，不思饮食，四肢无力。

【歌括】消血杀虫于干漆

【白话解】破血消癥，杀虫除积要用干漆。

【药性分析】辛，温。有毒。归肝、脾经。

【功效】破瘀血，消积，杀虫。

【适应证】用于妇女闭经，瘀血癥瘕，虫积腹痛。

【用量用法】2.5~4.5克。入丸散服。

【使用注意】孕妇及体虚无瘀者慎用。畏蟹，忌同食。

【附方】1. 化虫干漆丸(《太平圣惠方》卷九十二) 干漆二钱，胆矾一钱。功效：杀虫消积。主治：小儿蛔虫咬心绞痛，四肢逆冷，干呕不吐，面色青。

2. 干漆散(《圣济总录》卷一五二) 干漆(炒令烟尽)、大黄(剉，炒)、细辛(去苗叶)、桂(去粗皮)各一两，甘草(炙，剉)

三分。功效：破血逐瘀。主治：漏下黑色。

【歌括】岂知鹿茸生精血，腰脊崩漏之均补

【白话解】怎知鹿茸生精益血，腰脊疼痛、崩漏都能补养。

鹿茸治精血不足兼补肾阳，益精血，固冲任，止带下。

【药性分析】甘、咸，温。归肾、肝经。

【功效】补肾阳，益精血，强筋骨，调冲任，托疮毒。

【适应证】肾阳虚衰，精血不足证。肾虚骨弱，腰膝无力或小儿五迟。妇女冲任虚寒，崩漏带下。疮疡久溃不敛，阴疽疮肿内陷不起。

【用量用法】研末吞服，1~2克，或入丸、散。

【使用注意】服用本品宜从小量开始，缓缓增加，不可骤用用大量，以免阳升风动，头晕目赤，或伤阴动血。凡发热者均当忌服。

【附方】1. 沉香鹿茸丸（《杨氏家藏方》卷九） 鹿茸（酒炙）二两，附子（炮，去皮脐）半两，沉香半两，麝香（别研）一钱一字。功效：补虚益真气，暖下焦。主治：久病、年老虚赢。

2. 当归鹿茸散（《医统》卷八十三） 当归、鹿茸、熟地黄、葵子、蒲黄、续断各等份。功效：温肾填精，养血止血。主治：妇人劳损，虚弱尿血。

【歌括】虎骨①壮筋骨，寒湿毒风之并祛

【注释】

①虎骨：现用狗骨代。

【白话解】虎骨强筋壮骨，对寒湿毒风所致病证均可去除。

【药性分析】甘、辛，微温。归肝，肾经。

【功效】祛风通络，强筋健骨。

【适应证】风湿痹痛，腰膝酸软。

【用量用法】5～10克。入药当用油炸，宜酒浸或研末为丸散服。

【使用注意】血虚火盛者不宜服。

【附方】1. 虎潜丸（《丹溪心法》卷三）　黄柏（酒炒）半斤，龟板（酒炙）四两，知母（酒炒）二两，熟地黄二两，陈皮二两，白芍二两，琐阳一两半，虎骨（炙）一两，干姜半两。功效：养阴潜阳，强筋壮骨。主治：肝肾不足，筋骨痿软；阴虚劳热。痿厥之重者。诸虚不足，腰腿酸痛，行步无力；肾虚精髓衰乏，骨痿足软，行步艰辛；阴虚劳证，肾虚多唾；肾阴不足，精血亏损，骨蒸劳热。

2. 神验虎骨丸（《太平圣惠方》卷四十四）　虎胫骨（涂酥，炙令微黄）二两，桑寄生一两，黄芪（剉）三分，枳壳（麸炒微黄，去瓤）三分，牛膝（去苗）一两，白茯苓一两，熟干地黄一两，石南一两，桂心一两，防风（去芦头）三分，羌活三分，酸枣仁（微炒）三分，当归（剉，微炒）三分。功效：祛风除湿，补肾强腰。主治：一切风湿腰痛。

【歌括】檀香定霍乱，而心气之痛愈

【白话解】檀香行气调中，可治霍乱，又能治心腹寒凝气滞诸痛。

【药性分析】辛，温。归脾、胃、肺经。

【功效】行气止痛，散寒调中。

【适应证】胸腹寒凝气滞、心腹气痛及上吐下泻的急性肠胃病。

【用量用法】2～5克，水煎服，宜后下。1～3克，入丸散。

【使用注意】阴虚火旺，实热吐衄者慎用。

【附方】1. 檀香汤（《太平惠民和剂局方》卷十）　川芎（不见火）二两，白芷（不见火）二两，桔梗（焙）三十两，檀香（不见火）三两，甘草（炒）六两。功效：调中顺气，安神定志，清爽头目。主治：精神不爽，头目昏眩，心忪烦躁，志意不定。

2. 沉香磨脾散（《杨氏家藏方》卷六）　沉香一分，人参（去芦头）一分，丁香三分，藿香叶（去土）一两，檀香半两，甘草（炙）半两，白豆蔻仁半两，木香半两，缩砂仁半两，白术半两，肉桂（去粗皮）半两，乌药半两。功效：行气散寒温中。主治：脾胃虚寒，心腹胀满，呕逆恶心，泻痢腹痛。

【歌括】鹿角①秘精髓②，而腰脊之痛除

【注释】

①鹿角：梅花鹿和各种雄鹿已经骨化的角，可做鹿茸之代用品，惟效力较弱。②秘精髓：填精益髓。

【白话解】鹿角能益精髓，强筋健骨，并能祛除腰脊疼痛。

【药性分析】咸，温。归肝、肾经。

【功效】补肾助阳，强筋健骨，活血散瘀消肿。

【适应证】疮疡肿毒、乳痈，产后瘀血腹痛、腰痛、胞衣不下等。

【用量用法】内服或外敷均可。用量5～15克，水煎服或研末服。外用磨汁涂或剉末敷。

【使用注意】阴虚火旺者忌服。

【附方】1. 附子鹿角煎(《魏氏家藏方》卷四) 鹿角(寸截四破之)，附子一两。功效：温肾助阳。主治：肾精不足，肾阳虚衰，诸虚劳损。

2. 鹿角秋石丸(《医略六书》卷二十五) 鹿角(烧灰)八两，秋石(煅灰)一两。功效：交济阴阳以止血。主治：溺血久不止，脉细数者。

【歌括】 消肿益血于米醋①

【注释】

①米醋：又名苦酒。

【白话解】消痈肿，通血脉用米醋。

【药性分析】酸、甘、温。归肝、胃经。

【功效】散瘀，止血，解毒，杀虫。

【适应证】产后血晕，癥瘕积聚。吐血衄血，便血。虫积腹痛。鱼肉菜毒，痈肿疮毒。

【用量用法】内服：煎汤，10～30毫升；或浸渍，或拌制。外用：适量，含漱；或调药敷，或熏蒸，或浸洗。

【使用注意】脾胃湿重，痿痹、筋脉挛者慎服。

【附方】1. 苦酒汤(《伤寒论》) 半夏十四枚，鸡子(去黄)一枚。功效：散结祛痰，消肿止痛。主治：少阴病，咽中伤，生疮，不能语言，声不出者。

2. 黄芪芍桂苦酒汤(《金匮要略》) 黄芪五两，芍药三两，桂枝三两，苦酒一升。功效：调和营卫，固表祛湿。主治：卫郁营热，湿热交蒸于肌腠所致的黄汗。

【歌括】下气散寒于紫苏

【白话解】行气宽中、解表散寒用紫苏。

【药性分析】辛，温。归肺、脾经。

【功效】解表散寒，行气宽中。

【适应证】风寒感冒。脾胃气滞，胸闷呕吐。

【用量用法】水煎服，5~9克，不宜久煎。

【附方】1. 香苏散(《太平惠民和剂局方》卷二) 香附子(炒香，去毛)四两，紫苏叶四两，甘草（炙）一两，陈皮（不去白）二两。功效：疏散风寒，理气和中。主治：外感风寒，气郁不舒证。

2. 杏苏散(《温病条辨》卷一) 苏叶、半夏、茯苓、前胡、苦桔梗、枳壳、甘草、生姜、大枣（去核）、橘皮、杏仁。功效：发散风寒，宣肺化痰。主治：凉燥。燥伤本脏，头微痛，恶寒，咳嗽稀痰，鼻塞嗌塞，脉弦无汗。

【歌括】扁豆助脾

【白话解】扁豆助养脾胃。

扁豆补气以健脾，兼能化湿，用于脾虚湿滞，食少、便溏或泄泻。

【药性分析】甘，微温。归脾、胃经。

【功效】补脾和中，化湿。

【适应证】脾气虚证。暑湿吐泻。

【用量用法】水煎服，10~15克。炒后可使健脾止泻作用增强，故用于健脾止泻及作散剂服用时宜炒用。

【使用注意】患寒热病者，不可食。

【附方】1. 白扁豆散(《医学正传》卷七)　　白扁豆(生，去皮)。功效：健脾化湿。主治：妊娠误服草药及诸般毒药毒物。

2. 参苓白术散(《太平惠民和剂局方》)　　莲子肉(去皮)一斤，薏苡仁一斤，缩砂仁一斤，桔梗(炒令深黄色)一斤，白扁豆(姜汁浸，去皮，微炒)一斤半，白茯苓二斤，人参(去芦)二斤，甘草(炒)二斤，白术二斤，山药二斤。功效：健脾益气，和胃渗湿。主治：脾胃虚弱，食少便溏，或吐或泻，胸脘闷胀，四肢乏力，形体消瘦，面色萎黄，舌苔白、质淡红，脉细缓或虚缓。

【歌括】则酒有行药破结之用

【白话解】酒有助药行，通经络，散结滞的作用。

【药性分析】辛、甘、苦，温。有毒。归心、肝、肺、胃经。

【功效】通血脉，行药势。

【适应证】风寒痹痛，筋脉挛急。胸痹心痛，脘腹冷痛。

【用量用法】内服：适量，温饮；或和药同煎，或浸药。外用：适量，单用或制成酒剂涂搽；或湿敷，或漱口。

【使用注意】阴虚、失血及湿热甚者忌服。

【附方】1. 瓜蒌薤白白酒汤(《金匮要略》)　　瓜蒌实(捣)一枚，薤白半斤，白酒七升。功效：宣痹通阳，化痰理气。主治：胸阳不振，阴邪痹阻之胸痹。

2. 三白酒(《李氏医鉴》卷四)　　火酒三斤，白糖一斤半，白萝卜一斤半，生梨一斤半。功效：祛痰养血。主治：噎膈反胃。

【歌括】麝香开窍

【白话解】麝香开通孔窍。

麝香有很强的开窍通闭、辟秽化浊作用，为醒神回苏之要药。

【药性分析】辛，温。归心、脾经。

【功效】开窍醒神，活血通经，消肿止痛。

【适应证】闭证神昏。疮疡肿毒，瘰疬痰核，咽喉肿痛。血瘀经闭，癥瘕，心腹暴痛，头痛，跌打损伤，风寒湿痹。难产，死胎，胞衣不下。

【用量用法】入丸、散，每次 0.03 ~ 0.1 克。外用适量。不宜入煎剂。

【使用注意】孕妇禁用。

【附方】1. 安宫牛黄丸(《温病条辨》卷一) 牛黄一两，郁金一两，犀角一两，黄连一两，朱砂一两，梅片二钱五分，麝香二钱五分，真珠五钱，山栀一两，雄黄一两，金箔衣、黄芩一两。功效：解热去毒，通窍镇静。主治：太阴温病；手厥阴暑温；阳明温病，斑疹、温痘、温疹、温毒。

2. 麝香一字散(《普济方》卷六十六) 三奈子（用面裹煨熟）二钱，麝香半钱。功效：消肿止痛。主治：一切牙痛。

【歌括】则葱为通中发汗之需

【白话解】葱能满足温通阳气，发汗散寒的需要。

【药性分析】辛，温。归肺、胃经。

【功效】发表，通阳，解毒，杀虫。

【适应证】感冒风寒。阴寒腹痛，二便不通，痢疾。疮痈肿痛。虫积腹痛。

【用量用法】水煎汤，9 ~ 15 克。外用：适量，捣敷，炒熨，煎水洗，蜂蜜或醋调敷。

【使用注意】表虚多汗者忌服。

【附方】1. 白通汤（《伤寒论》）　葱白四茎，干姜一两，附子（生，去皮，破八片）一枚。功效：温里散寒，复阳通脉。主治：少阴病，下利脉微者。

2. 葱术散（《传信适用方》卷一）　苍术（洗净）一斤，葱（连根须洗净）一斤，麻黄（不去节）四两，甘草二两（炙）。功效：祛风散寒，除湿解表。主治：时行瘟疫及寻常风吹雨洒，头目昏重，四体热倦，行步少力，骨节疼痛，不论阴阳二证，染患浅深。

【歌括】尝观五灵脂治崩漏，理血气之刺痛

【白话解】五灵脂能调治崩漏，疏理血气，化瘀止痛。

五灵脂善于活血化瘀止痛，为治疗瘀滞疼痛之要药。

【药性分析】苦、咸、甘，温。归肝经。

【功效】活血止痛，化瘀止血。

【适应证】瘀血阻滞之痛证。瘀滞出血证。

【用量用法】水煎服，3~10克，宜包煎。

【使用注意】血虚无瘀及孕妇慎用。"十九畏"认为人参畏五灵脂，一般不宜同用。

【附方】1. 失笑散（《太平惠民和剂局方》卷九）　五灵脂、蒲黄各等份。功效：活血行气止痛。主治：瘀血内阻，月经不调，小腹急痛，恶露不行。

2. 五灵脂丸（《赵炳南临床经验集》）　五灵脂五十两。功效：活血破瘀，软坚化滞。主治：瘢痕疙瘩。

【歌括】麒麟竭①止血出，疗金疮之伤折

【注释】

①麒麟竭：即血竭。

【白话解】血竭活血止血，治疗跌打创伤、骨折肿痛。

【药性分析】甘、咸，平。归肝经。

【功效】活血定痛，化瘀止血，敛疮生肌。

【适应证】跌打损伤，瘀滞心腹疼痛。外伤出血。疮疡不敛。

【用量用法】内服：多入丸、散，研末服，每次1～2克。外用适量，研末外敷。

【使用注意】瘀血者不宜用，孕妇及月经期忌用。

【附方】1. 血竭香附散（《揣摩有得集》）　血竭五分，没药（去油）五分，归身一钱半，石决明（煅）一钱半，香附米（醋炒）一钱半，夏枯草一钱半，熟军五分，青葙子（炒）一钱，木贼一钱，生草一钱。竹叶、灯心为引，水煎服。功效：调气和血，除翳止痛。主治：眼目红痛，内中生翳，属气血凝滞者。

2. 血竭散（《丹溪心法附余》卷十二）　寒水石（烧熟，细研）四两，龙骨一两，蒲黄二两，血竭五钱，枯矾一两。功效：活血定痛，敛疮生肌。主治：牙疳并恶疮。

【歌括】麋茸壮阳以助肾

【白话解】麋茸壮阳温肾。

【药性分析】甘，温。归肾经。

【功效】补肾阳，益精血，强筋骨，壮腰膝。

【适应证】虚劳羸瘦，精血不足，阳痿不孕，腰膝酸软，筋骨疼痛。

【用量用法】内服：入丸、散，或浸酒，熬膏，3～6克。

【使用注意】脾虚及大便滑泄者忌用。

【附方】1. 补益麋茸煎（《太平圣惠方》卷二十六）

83

麋茸（去毛，涂酥炙令微黄）五两。功效：补肾益精。主治：精极，骨髓虚竭。

2. 麋茸万病丸（《杨氏家藏方》卷十五）　熟干地黄（洗，焙）、当归（洗，焙）、麋茸（涂酥炙，为末，勿用鹿茸）各等份。功效：补养气血，久服令人有子。主治：诸虚劳损及久不受孕。

【歌括】当归补虚而养血

【白话解】当归补虚养血。

当归为补血之圣药，治疗各种血虚证。

【药性分析】甘、辛，温。归肝、心、脾经。

【功效】补血调经，活血止痛，润肠通便。

【适应证】血虚诸证，血虚血瘀之月经不调、经闭、痛经等。虚寒性腹痛、跌打损伤，痈疽疮疡、风寒痹痛。血虚肠燥便秘。

【用量用法】水煎服，5~15克。

【使用注意】湿盛中满、大便泄泻者忌服。

【附方】1. 当归补血汤（《内外伤辨惑论》卷中）　黄芪一两，当归（酒洗）二钱。功效：补气生血。主治：劳倦内伤，气血虚弱，阳浮于外，肌肤燥热，面红目赤，烦渴引饮，脉洪大而虚，口舌生疮，以及妇人经行、产后血虚发热头痛、产后无乳；或疮疡溃后久不愈合者。

2. 内补当归丸（《胎产新书》卷三）　川断一两，阿胶一两，白芷一两，苁蓉一两，蒲黄（炒黑）一两，厚朴一两，吴茱萸一两，附子一两，当归一两，茯苓一两，川芎八钱，白芍八钱，甘草五钱，干姜五钱，熟地一两五钱。功效：健脾补肾，养血调经。主治：月经后期。经来如屋漏水，头昏目眩，小腹作痛，更兼白带，咽中臭如鱼腥，恶心吐逆。

【歌括】乌贼骨①止带下，且除崩漏目翳

【注释】

①乌贼骨：又名海螵蛸。

【白话解】乌贼骨能涩精止带，而且能收敛止血治疗崩漏，又可治疗目生翳障。

【药性分析】咸、涩，温。归脾、肾经。

【功效】收敛止血，涩精止带，制酸，敛疮。

【适应证】溃疡病，胃酸过多，吐血衄血。崩漏便血，遗精滑精，赤白带下。胃痛吞酸。外治损伤出血，疮多脓汁。

【用量用法】水煎服，6～12克。散剂酌减，外用适量。

【使用注意】实邪未尽者慎服。

【附方】1. 固冲汤（《医学衷中参西录》） 白术（炒）一两，生黄芪六钱，龙骨（煅，捣细）八钱，牡蛎（煅，捣细）八钱，萸肉（去净核）八钱，生杭芍四钱，海螵蛸（捣细）四钱，茜草三钱，棕边炭二钱，五倍子（轧细，药汁送服）五分。功效：益气健脾，固冲止血。主治：妇女血崩。

2. 海螵蛸散（《古今医统大全》卷八十三） 海螵蛸（烧）二枚。功效：止血止痛。主治：妇人小户嫁痛。

【歌括】鹿角胶住血崩，能补虚羸劳绝

【白话解】鹿角胶抑止血崩，能补益瘦弱虚劳。

鹿角胶有良好的止血作用，能治疗崩漏下血，兼能补肝肾益精血，治疗各种虚劳性疾病。

【药性分析】甘、咸，温。归肝、肾经。

【功效】补肝肾，益精血。

【适应证】肾阳不足，精血亏虚，虚劳羸瘦，吐衄便血、崩漏之偏于虚寒者，以及阴疽内陷等。

【用量用法】用量 5～15 克。用开水或黄酒加温，烊化服，或入丸、散膏剂。

【使用注意】阴虚火旺者忌服。

【附方】1. 杜煎鹿角胶(《饲鹤亭集方》) 鹿角五十两，黄精八两，熟地八两，杞子四两，樱子四两，天冬四两，麦冬二两，牛膝二两，桂圆肉二两。功效：滋补肝肾，填精养血。主治：四肢酸痛，头晕眼花，崩带遗精，一切元阳虚损劳伤。

2. 鹿角胶汤(《圣济总录》卷一五四) 鹿角胶（炙燥）一两，人参半两，白茯苓（去黑皮）半两。功效：益气温阳，安胎止血。主治：妊娠胎动，漏血不止。

【歌括】白花蛇①治瘫痪，疗风痹之癣疹

【注释】

①白花蛇：即蕲蛇。

【白话解】白花蛇治疗瘫痪，亦治疗风毒癣疹。

白花蛇能透骨搜风，以祛内外之风邪，为截风要药，故能治疗风毒之邪壅于肌肤的各种癣疹；又能通经络治疗中风口眼喎斜，半身不遂者。

【药性分析】甘、咸，温。有毒。归肝经。

【功效】祛风，通络，止痉。

【适应证】风湿顽痹，中风半身不遂。小儿惊风，破伤风。麻风，疥癣。

【用量用法】水煎服，3～9 克；研末吞服，一次1～1.5

克，一日2~3次。或酒浸、熬膏、入丸、散服。

【使用注意】阴虚内热者忌服。

【附方】1. 驱风膏(《医垒元戎》) 白花蛇肉 (酒炙) 四两，天麻七钱半，薄荷二钱半，荆芥二钱半。功效：祛风止痒。主治：风瘫疠风，遍身疥癣。

2. 白花蛇散(《圣济总录》卷十) 白花蛇 (酒浸，炙，去皮骨) 二两，何首乌 (去黑皮，切) 四两，牛膝 (三味用酒浸半日，焙干) 四两，蔓荆实 (去白皮) 四两，威灵仙 (去土) 二两，荆芥穗二两，旋覆花二两。功效：祛风，通络。主治：中风，肢节疼痛，言语謇涩。

【歌括】乌梢蛇疗不仁，去疮疡之风热

【白话解】乌梢蛇能治疗肢体麻木不仁，祛除风热所致之疮疡。

【药性分析】甘，平。归肝经。

【功效】祛风，通络，止痉。

【适应证】风湿顽痹，中风半身不遂。小儿惊风，破伤风。麻风，疥癣。

【用量用法】水煎服，9~12克；研末，每次2~3克；或入丸剂、酒浸服。外用，适量。

【使用注意】血虚生风者慎服。

【附方】1. 三味乌蛇散(《圣济总录》卷一三七) 乌蛇 (酒浸，去皮骨，炙) 一两，干荷叶半两，枳壳 (去瓤，麸炒) 三分。功效：祛风除湿止痒。主治：一切干湿癣。

2. 乌蛇搜风汤(《朱仁康临床经验集》) 乌蛇6克，羌活9克，独活9克，防风6克，炙僵蚕6克，生地15克，丹皮9克，丹参9克，赤芍9克，黄芩9克，银花15克。功效：搜风祛邪，凉血清热。主治：慢性荨麻疹。

【歌括】乌药有治冷气之理

【白话解】乌药具有治疗寒凝气滞的功效。

【药性分析】辛，温。归肺、脾、肾、膀胱经。

【功效】行气止痛，温肾散寒。

【适应证】寒凝气滞之胸腹诸痛证。肾阳不足、膀胱虚冷之小便频数、小儿遗尿。

【用量用法】水煎服，3~9克。

【使用注意】有热者慎用。

【附方】1. 天台乌药散(《医学发明》卷五)　天台乌药半两，木香半两，茴香（炒）半两，青皮（去白）半两，良姜（炒）半两，槟榔（剉）二个，川楝子十个，巴豆七十粒。先以巴豆微打破，同楝子用麸炒，候黑色，豆、麸不用，余为细末。功效：行气疏肝，散寒止痛。主治：肝经寒凝气滞，小肠疝气牵引脐腹疼痛，睾丸偏坠肿胀；妇人瘕聚，痛经等。肾肝受病，男子七疝，痛不可忍，妇人瘕聚、带下。疝气、腹痛、胃痛、虫痛、痛经。

2. 乌药顺气散(《赤水玄珠》卷五)　天台乌药、香附、沉香、砂仁、橘红、半夏。功效：行气宽中。主治：胀满痞塞，七情忧思所致者。

【歌括】禹余粮①乃疗崩漏②之因

【注释】

①禹余粮：又名石脑、白余粮，为氢氧化物类矿物褐铁矿。相传夏禹治水疏通九河，大功告成于会稽（今绍兴）了溪，将余粮弃于溪边，这些余粮秉天地之灵气，受日月之精华，变成了这味中药，故人们称之

为禹余粮。②崩漏：指月经的周期、经期、经量发生严重失常的病症。崩，指经血非时暴下不止；漏，指淋漓不尽。

【白话解】禹余粮能收敛止血，治妇女崩漏。

【药性分析】甘、涩，平。归胃经。

【功效】涩肠止泻，收敛止血，止带。

【适应证】久泻，久痢。崩漏，便血。带下。

【用量用法】水煎服，10～20克。

【使用注意】孕妇慎用。

【附方】1. 禹余粮丸（《千金要方》卷四） 禹余粮五两，白马蹄十两，龙骨三两，鹿茸二两，乌贼鱼骨一两。功效：收敛固涩止血。主治：崩中赤白不绝，困笃；妇人经血日夜不绝，烦闷困绝。

2. 人参禹余粮丸（《鸡峰普济方》卷十五） 禹余粮二两，龙骨二两，人参二两，桂二两，紫石英二两，川乌头二两，桑寄生二两，杜仲二两，五味子二两，远志二两，泽泻二两，当归二两，石斛二两，苁蓉二两，干姜二两，川椒二两，牡蛎二两，甘草二两。功效：调阴阳，顺血气。主治：冲任虚弱，荣卫不调，或阴乘阳，胞寒气冷，血不运行。经候乍多乍少，或前或后，脐腹时痛，面色不泽，久不治之，渐至虚损，令人断产，变生他病。

【歌括】巴豆利痰水，能破寒积

【白话解】巴豆化痰利水，又能散寒破积。

【药性分析】辛，热。有大毒。归胃、大肠经。

【功效】峻下冷积，逐水退肿，祛痰利咽。外用蚀疮。

【适应证】寒积便秘。腹水臌胀。喉痹痰阻。痈肿脓成未溃、疥癣恶疮。

【用量用法】入丸散服，每次 0.1～0.3 克。大多数制成巴豆霜用，以减低毒性。外用适量。

【使用注意】孕妇及体弱者忌用。不宜与牵牛子同用。

【附方】1. 三物备急丸(《金匮要略》)　大黄一两，干姜一两，巴豆(去皮心，熬，外研如脂)一两。主治：寒凝积滞，卒然心腹胀痛，脘腹胀满高起，二便不通，甚则痛如锥刺，面青气急，或口噤暴厥，苔白，脉沉而紧。

2. 三物白散(《伤寒论》)　桔梗三分，巴豆(去皮心，熬黑，研如脂)一分，贝母三分。功效：逐水祛寒，除痰破结。主治：寒实结胸。

【歌括】独活疗诸风，不论新久

【白话解】独活治疗风寒湿邪所致的各种痹证，无论新久，均可应用。独活善祛风湿，止痹痛，为治风湿痹痛主药。

【药性分析】辛、苦，微温。归肾、膀胱经。

【功效】祛风湿，止痛，解表。

【适应证】风寒湿痹。风寒挟湿表证。少阴头痛。

【用量用法】水煎服，3～9 克。外用适量。

【使用注意】阴虚血燥者慎服。

【附方】1. 独活寄生汤(《千金要方》卷八)　独活三两，寄生二两，杜仲二两，牛膝二两，细辛二两，秦艽二两，茯苓二两，桂心二两，防风二两，川芎二两，人参二两，甘草二两，当归二两，芍药二两，干地黄二两。功效：祛风湿，止痹痛，益肝肾，补气血。主治：痹证日久，肝肾两亏，气血不足，腰膝疼痛，肢节屈伸不利，或麻木不仁，畏寒喜温，心悸气短，舌淡苔白，脉象细弱。

2. 独活散(《医略六书》卷三十)　独活(盐水炒)一两半,白芍(炒)一两半,防风(盐水炒)一两半,当归三两,远志一两半,生地五两,龙齿(煅)三两,茯神(去木)二两,人参一两五钱,炙草一两五钱。上为散。功效:疏风散邪,养血安神。主治:产后风邪乘虚袭伤营阴,心神失养,心血心气俱馁,惊悸不安,脉浮虚微数。

【歌括】山茱萸治头晕遗精之药

【白话解】山茱萸是治疗头晕、遗精的好药。

山茱萸补益肝肾,既能益精,又可助阳,为平补阴阳之要药,兼能固经缩尿,为固经止遗之要药。故能治疗肝肾阴虚的头晕,肾虚精关不固之遗精。

【药性分析】酸、涩,微温。归肝、肾经。

【功效】补益肝肾,收敛固涩。

【适应证】腰膝酸软,头晕耳鸣,阳痿。遗精滑精,遗尿尿频。崩漏,月经过多;大汗不止,体虚欲脱。

【用量用法】水煎服,5~10克,急救固脱20~30克。

【使用注意】素有湿热而致小便淋涩者,不宜应用。

【附方】1. 肾气丸(《金匮要略》)　干地黄八两,山茱萸、薯蓣各四两,泽泻、茯苓、牡丹皮各三两,桂枝、附子(炮)各一两。功效:温补肾阳,化气行水。主治:肾虚水肿,腰膝酸软,小便不利,畏寒肢冷及消渴、转胞、脚气等证属肾气亏虚者。

2. 来复汤(《医学衷中参西录》)　山萸肉(去净核)二两,生龙骨(捣细)一两,生牡蛎(捣细)一两,生杭芍六钱,野台参四钱,甘草(蜜炙)二钱。功效:益气敛汗固脱。主治:寒温外感诸证,大病愈后不能自复,寒热往来,虚汗淋漓;或但热不寒，汗出而热解，须臾又热又汗，目睛上窜，势危欲脱，或喘逆，或怔忡，或气虚不足以息。

【歌括】白石英医咳嗽吐脓之人

【白话解】白石英可医治咳嗽吐脓的病人。

【药性分析】甘，温。归肺、肾、心经。

【功效】温肺肾，安心神，利小便。

【适应证】肺寒咳喘，阳痿，消渴。心神不安，惊悸善忘。小便不利，黄疸，石水，风寒湿痹。

【用量用法】内服：煎汤，9～15克；或入丸散。

【使用注意】忌芥菜、蔓菁、芜荑、葵、茺蔚。

【附方】1. 补肺白石英散（《太平圣惠方》卷四十六）　白石英（细研）一两，款冬花三分，桂心半两，钟乳粉一两，干姜（炮裂，剉）三分，麦门冬（去心）一两，五味子一两，赤茯苓一两，甘草（炙微赤，剉）半两，桑根白皮（剉）一两，熟干地黄一两半。功效：补肺肾，化痰浊，止咳喘。主治：久咳嗽，唾脓血，胸满不能食，卧则短气。

2. 白石英散（《鸡峰普济方》卷十一）　白石英一两，五味子一两，麦门冬三分，干姜半两，白茯苓一两，附子一两，甘草半两，桂一两，阿胶一两，人参一两，陈皮一两。功效：益气温肺，化痰止咳。主治：肺气虚，恶寒，咳嗽，鼻有清涕，息气微，四肢少力。

【歌括】厚朴温胃而去呕胀，消痰亦验

【白话解】厚朴能温胃而除呕吐、腹胀，降气化痰也有效验。厚朴能下气除胀满，为消除胀满的要药。

92

【药性分析】苦、辛，温。归脾、胃、肺、大肠经。

【功效】燥湿消痰，下气除满。

【适应证】湿阻中焦，脘腹胀满。食积气滞，腹胀便秘。痰饮喘咳。

【用量用法】水煎服，3~10克。或入丸、散。

【使用注意】本品辛苦温燥湿，易耗气伤津，故气虚津亏者及孕妇当慎用。

【附方】1. 厚朴三物汤(《金匮要略》) 厚朴八两，大黄四两，枳实五枚。功效：行气除满。主治：腹满痛，大便闭。腹满发热数10日。腹中热，大便不利。暑湿腹痛，大便结。食积痛，寒饮食过伤，心腹卒痛，如锥刺之状，若伤湿热之物，不得化而闷乱便秘者。

2. 平胃散(《医方类聚》卷十引《简要济众方》) 苍术（去黑皮，捣为粗末，炒黄色）四两，厚朴（去粗皮、涂生姜汁、炙令香熟）三两，陈橘皮（洗令净，焙干）二两，甘草（炙黄）一两，生姜二片，大枣二枚。功效：燥湿运脾，行气和胃。主治：脾胃不和，湿滞中阻。脘腹胀满，食少口淡，呕哕恶心，嗳气吞酸，大便泄泻，肢体困重。

【歌括】肉桂行血而疗心痛，止汗如神

【白话解】肉桂能补火助阳，益阳消阴，能助血行，可治疗心腹冷痛。

【药性分析】辛、甘，大热。归肾、脾、心、肝经。

【功效】补火助阳，散寒止痛，温经通脉，引火归源。

【适应证】阳痿，宫冷。腹痛，寒疝。腰痛，胸痹，阴疽，闭经，痛经。虚阳上浮诸症。

【用量用法】水煎服，1~4.5克，宜后下或焗服；研末冲服，每次1~2克。

【使用注意】阴虚火旺，里有实热，血热妄行出血及孕妇忌用。畏赤石脂。

【附方】1. 交泰丸(《韩氏医通》卷下) 川黄连五钱，肉桂心五分。功效：交通心肾。主治：心肾不交，怔忡无寐。

2. 交泰丸(《脾胃论》卷下) 干姜（炮制）三分，巴豆霜五分，人参（去芦）、肉桂（去皮）各一钱，柴胡（去苗、小椒炒，去汗并闭目，去子）、白术各一钱五分，厚朴（去皮，剉，炒；秋冬加七钱）、酒煮苦楝、白茯苓、砂仁各三钱，川乌头（炮，去皮脐）四钱五分，知母四钱（一半炒，一半酒洗。此一味春夏所宜，秋冬去之）、吴茱萸（汤洗七次）五钱，黄连（去须）六钱（秋冬减一钱半）、皂角（水洗，煨，去皮弦）、紫菀（去苗）各六钱。功效：升阳气，泻阴火，调营气，进饮食，助精神，宽腹中。主治：怠惰嗜卧，四肢不收，沉困懒倦。

【歌括】是则鲫鱼有温胃之功

【白话解】所以鲫鱼有温胃的功能。

【药性分析】甘，温。归脾、胃、大肠经。

【功效】健脾和胃，利水消肿，通血脉。

【适应证】脾胃虚弱，纳少反胃，产后乳汁不行。痢疾，便血，水肿。痈肿，瘰疬。

【用量用法】1~2尾。临时斟酌应用。煮食或煅研入丸散。

【使用注意】感冒发热期间不宜多吃。

【附方】1. 鲫鱼汤(《千金要方》卷二) 鲫鱼七寸，猪肪半斤，漏芦八两，石钟乳八两。功效：下乳。主治：妇人产后乳汁不行。

2. 鲫鱼散(《疡科选粹》卷八) 鲫鱼一尾（不用水洗，去肠，羯羊粪填满鱼腹为度）。功效：敛口生肌。主治：背疽大溃，脏腑仅隔一膜，脓少，欲收敛者。

【歌括】代赭石乃镇肝之剂

【白话解】代赭石是镇肝的良药。

代赭石治肝阳上亢所致的头目眩晕、目胀耳鸣等症，兼能止呕、止呃、止噫之效。

【药性分析】苦，寒。归肝、心经。

【功效】平肝潜阳，重镇降逆，凉血止血。

【适应证】肝阳上亢，头晕目眩。呕吐，呃逆，噫气；气逆喘息。血热吐衄，崩漏。

【用量用法】水煎服，10～30克；宜打碎先煎。入丸、散，每次1～3克。外用适量。降逆、平肝宜生用，止血宜煅用。

【使用注意】孕妇慎用。因含微量砷，故不宜长期服用。

【附方】1. 建瓴汤(《医学衷中参西录》) 生怀山药一两，怀牛膝一两，生赭石（轧细）八钱，生龙骨（捣细）六钱，生牡蛎（捣细）六钱，生怀地黄六钱，生杭芍四钱，柏子仁四钱。主治：（脑充血）头目时常眩晕，或觉脑中昏愦，多健忘，或常觉疼痛，或耳聋目胀；胃中时觉有气上冲，阻塞饮食不能下行，或有气起自下焦，上行作呃逆；心中常觉烦躁不宁，或心中时发热，或睡梦中神魂飘荡；或舌胀、言语不利，或口眼歪斜，或半身似有麻木不遂，或行动脚踏不稳，时欲眩仆，或自觉头重脚轻，脚底如踏棉絮，脉弦硬而长，或寸盛尺虚，或大于常脉数倍，而毫无缓和之意。

2. 旋覆代赭汤(《伤寒论》)　旋覆花三两，人参二两，代赭石一两，甘草（炙）三两，半夏（洗）半升，生姜五两，大枣（擘）十二枚。功效：降逆化痰，益气和胃。主治：胃虚气逆证。心下痞硬，噫气频作，反胃呕吐，吐涎沫，舌苔白滑，脉弦而虚。

【歌括】沉香下气补肾，定霍乱之心痛

【白话解】沉香能温肾纳气，温中止呕，行气止痛，善治疗霍乱胃寒呕吐。

【药性分析】辛、苦，微温。归脾、胃、肾经。

【功效】行气止痛，温中止呕，纳气平喘。

【适应证】胸腹胀痛。胃寒呕吐。虚喘证。

【用量用法】水煎服，1.5～4.5克，宜后下。或磨汁冲服，或入丸、散剂，每次0.5～1克。

【使用注意】阴亏火旺，气虚下陷者慎服。

【附方】1. 四磨汤(《济生方》卷二)　人参、槟榔、沉香、天台乌药。功效：破滞降逆，兼以扶正。主治：七情郁滞，痰气交阻，上气喘急，胸膈痞闷及水肿。

2. 无比沉香丸(《普济方》卷一八四)　沉香半两，檀香半两，南木香半两，乳香半两，没药半两，丁香、附子（炒，去毛）、八角茴香、荆三棱（醋炙）、广茂（炮）、胡椒、官桂（去皮）、良姜、巴豆（炒，去油）、青皮（去瓤）、陈皮（去白）、大麦蘖、川乌（炮）、甘草（炮）、川椒（去目）各等份。功效：行气破结，温中止痛。男子妇人诸物所伤，遍身走注疼痛，多年沉积不散，呕吐恶心，胸膈不利，心腹刺痛，久痢不止，胁肋胀满；一切冷气不和；妇人胎前产后诸疾。

【歌括】橘皮开胃去痰，导壅滞之逆气

【白话解】橘皮行气健脾开胃，燥湿化痰，并消导壅滞和上逆之肺气。

【药性分析】辛、苦，温。归脾、肺经。

【功效】理气健脾，燥湿化痰。

【适应证】脾胃气滞证。呕吐、呃逆证，湿痰、寒痰咳嗽，胸痹证。

【用量用法】水煎服，3～9克。

【使用注意】气虚体燥、阴虚燥咳、吐血及内有实热者慎服。

【附方】1. 橘皮竹茹汤（《金匮要略》）　橘皮二升，竹茹二升，大枣三十枚，生姜半斤，甘草五两，人参一两。功效：补虚清热，和胃降逆。主治：伤寒病后虚羸，哕逆不已；或吐利后，胃虚膈热呃逆；或产后呃逆；或四时伤风咳逆。

2. 二陈汤（《太平惠民和剂局方》卷四）　半夏（汤洗七次）、橘红各五两，白茯苓三两，甘草（炙）一两半，生姜七片，乌梅一个。功效：燥湿化痰，理气和中。主治：湿痰为患，脾胃不和。胸膈痞闷，呕吐恶心，头痛眩晕，心悸嘈杂，或咳嗽痰多者。

【歌括】此六十种药性之热者也

【白话解】这六十种均为热性药物。

温　性

【歌括】温药总括，医家素谙

【白话解】这里包括了常用的温性药物，为医家所熟识。

【歌括】木香理乎气滞

【白话解】木香擅于疏理气滞。

【药性分析】辛、苦，温。归脾、胃、大肠、胆、三焦经。

【功效】行气止痛，健脾消食。

【适应证】脾胃气滞证。泻痢里急后重。腹痛胁痛，黄疸，疝气疼痛。气滞血瘀之胸痹。

【用量用法】水煎服，1.5～6克。生用行气力强，煨用行气力缓而实肠止泻，用于泄泻腹痛。

【使用注意】阴虚津液不足者慎服。

【附方】1. 大香连丸(《太平惠民和剂局方》卷六)黄连（去芦、须，二十两，用茱萸十两同炒令赤，去茱萸不用），木香（不见火）四两八。功效：和调脾胃，止痢。主治：肠胃虚弱，冷热不调，泄泻。

2. 木香丸(《太平圣惠方》卷五)　木香半两，附子一两（炮裂，去皮脐），赤石脂一两，吴茱萸半两（汤浸七遍，焙干，微炒），缩砂一两（去皮），诃黎勒一两（煨，用皮），高良姜三分（剉），陈橘皮一两（汤浸，去白瓤，焙），当归三分（剉，微炒），草豆蔻三分（去皮），白术一两，厚朴一两半（去粗皮，涂生姜汁，炙令香熟）。上为末，炼蜜为丸，如梧桐子大。每服三十丸，食前以热粥饮送下。功效：温脏散寒，行气止痛。主治：脾脏虚冷，大肠泄痢，腹痛，水谷不化，面色青黄，少思饮食。

【歌括】半夏主于湿痰

【白话解】半夏主治湿痰。

【药性分析】辛，温。有毒。归脾、胃、肺经。

【功效】燥湿化痰，降逆止呕，消痞散结。外用消肿止痛。

【适应证】湿痰，寒痰证。呕吐，心下痞，结胸，梅核气。瘿瘤，痰核。痈疽肿毒及毒蛇咬伤。

【用量用法】水煎服，3～10克，一般宜制过用。炮制品中有姜半夏、法半夏等，其中姜半夏长于降逆止呕；法半夏长于燥湿且温性较弱；半夏曲则有化痰消食之功；竹沥半夏，能清化热痰，主治热痰、风痰之证。外用适量。

【使用注意】不宜于乌头类药材同用。其性温燥，阴虚燥咳，血证，热痰，燥痰应慎用。

【附方】1. 半夏散及汤(《伤寒论》)　半夏洗，桂枝、甘草炙。上三味，等份，各别捣筛已，合治之。白饮和服方寸匕，日三服。若不能服散者，以水一升，煎七沸，纳散两方寸匕，更煎三沸，下火令小冷，少少咽之。功效：通阳散寒，化痰散结。主治：少阴病寒客咽痛证。

2. 小半夏汤(《金匮要略》)　半夏一升，生姜半斤。功效：蠲饮散结，降逆止呕。主治：痰饮内停，心下痞闷，呕吐不渴及胃寒呕吐，痰饮咳嗽。

【歌括】苍术治目盲，燥脾去湿宜用

【白话解】苍术能明目，治疗夜盲及眼目昏涩，又能燥湿健脾。

【药性分析】辛、苦，温。归脾、胃、肝经。

【功效】燥湿健脾，祛风散寒。

【适应证】湿阻中焦证。风湿痹证，风寒挟湿表证。

【用量用法】水煎服，5~10克。

【使用注意】阴虚内热，气虚多汗者忌用。

【附方】1. 二妙散(《丹溪心法》卷四)　黄柏（炒），苍术（米泔浸，炒）。功效：清热燥湿。主治：筋骨疼痛因湿热者。

2. 神术散(《医学心悟》卷三)　苍术（陈土炒）二斤，陈皮二斤，厚朴（姜汁炒）二斤，甘草（炙）十二两，藿香八两，砂仁四两。功效：解秽祛邪，除山岚瘴气。主治：时行不正之气，发热头痛，伤食停饮，胸满腹痛，呕吐泻利，鬼疟尸注，中食、中恶。

【歌括】萝卜去膨胀，下气制面尤堪

【白话解】萝卜功擅下气除胀满，消除面食积滞尤宜。

【药性分析】辛、甘、平。归脾、胃经。

【功效】消积滞，化痰止咳，下气宽中，解毒。

【适应证】食积胀满，痰嗽失音，吐血衄血，消渴，痢疾，偏头痛等。

【用量用法】生用，可绞汁饮、生吃；熟用，煎汤或煮食。

【使用注意】胃虚寒者，不宜生食。

【附方】1. 萝卜粥(《饮膳正要》卷二)　大萝卜（煮熟绞取汁）五个，粳米三合。功效：消食利膈。主治：消渴，舌焦口干，小便数。

2. 参芪萝卜散(《杂病源流犀烛》卷十七)　人参、盐黄芪各等份，为末。用红皮大萝卜一枚，切四片，用蜜二两，将萝卜逐片蘸炙令干，再炙，勿令焦，蜜尽为度。功效：益气生津止血。主治：阴虚溺血。

【歌括】况夫钟乳粉补肺气，兼疗肺虚

【白话解】况且钟乳石粉能补肺气，治疗肺虚证。

【药性分析】甘、温。归肺、肾、脾、肝经。

【功效】温肺气，壮元阳，下乳汁。

【适应证】虚劳喘咳，寒嗽。阳痿，腰脚冷痹。乳汁不通，伤食纳少。疮疽痔瘘。

【用量用法】内服：煎汤，9～15克；或入丸、散。

【使用注意】阴虚火旺、肺热咳嗽者忌服。

【附方】1. 茯苓钟乳丸(《圣济总录》卷四十三)　白茯苓(去黑皮)二两，黄芪(剉)二两，枳壳(去瓤，麸炒)二两，蛇床子二两，炼成钟乳粉六两，牛膝(酒浸，切，焙)一两半，肉苁蓉(酒浸，切，焙)一两半，人参一两半，石斛(去根)一两半，五味子一两半，熟干地黄(焙)三两，菟丝子(酒浸，别捣)三两。上为细末，炼蜜为丸，如梧桐子大。功效：通百节，利九窍，补下焦。主治：瘛病筋脉相引，下焦伤竭不足。

2. 钟乳泽兰丸(《千金要方》卷四)　钟乳三两，泽兰三两六铢，防风四十二铢，人参、柏子仁、麦门冬、干地黄、石膏、石斛各一两半，川芎、甘草、白芷、牛膝、山茱萸、薯蓣、当归、藁本各三十铢，细辛、桂心各一两，芜荑半两，艾叶十八铢。功效：补虚损，益血气。主治：妇人久虚羸瘦，四肢百体烦疼，脐下结冷，不能食，面目瘀黑，忧恚不乐。

【歌括】青盐①治腹痛，且滋肾水

【注释】

①青盐：又名胡盐、戎盐。

【白话解】青盐能治腹痛，而且能滋养肾水。

【药性分析】咸，寒。无毒。归肾、肝、肺、膀胱经。

【功效】泻热，凉血，明目，润燥。

【适应证】尿血吐血，齿舌出血。目赤肿痛，风眼烂弦。牙痛，大便秘结。

【用量用法】内服：煎汤，0.9～1.5克；或入丸、散。外用：适量，研末揩牙；或水化漱口、洗目。

【使用注意】水肿禁服。

【附方】1. 橘叶青盐汤(《医学从众录》卷六) 乌梅三个，鲜橘叶三钱，青盐三分，川椒二钱。功效：行气消胀。主治：肝气胀。

2. 猪腰青盐杜仲方(《医方考》卷五) 猪腰一具，青盐三钱，杜仲（末）五钱。功效：补肾强腰。主治：腰痛。

【歌括】山药而腰湿能医

【白话解】山药能治疗湿浊留滞腰部。

【药性分析】甘，平。归脾、肺、肾经。

【功效】补脾养胃，生津益肺，补肾涩精。

【适应证】消渴气阴两虚证，肺虚证，肾虚证，脾虚证。

【用量用法】水煎服，15～30克。麸炒可增强补脾止泻作用。

【使用注意】湿盛中满或有实邪、积滞者禁服。

【附方】1. 薯蓣丸(《金匮要略》) 薯蓣三十分，当归、桂枝、曲、干地黄、豆黄卷各十分，甘草二十八分，人参七分，川芎六分，芍药六分，白术六分，麦门冬六分，杏仁六分，柴胡五分，桔梗五分，茯苓五分，阿胶七分，干姜三分，白蔹二分，防风六分，大枣一百枚（为膏）。功效：调理脾胃，益气和荣。主治：虚劳，气血俱虚，外兼风邪。头晕目眩，倦怠乏力，心悸气短，肌肉消瘦，不思饮食，微有寒热，肢体沉重，骨节酸痛。

2. 栝楼瞿麦丸（《金匮要略》） 栝楼根二两，茯苓三两，薯蓣三两，附子（炮）一枚。功效：化气，利水，润燥。主治：下焦阳弱气冷，而水气不行之小便不利，其人苦渴。

【歌括】阿胶而痢嗽皆止

【白话解】阿胶对痢疾及咳嗽都能治疗。

【药性分析】甘，平。归肺、肝、肾经。

【功效】补血，滋阴，润肺，止血。

【适应证】血虚证。出血证。肺阴虚燥咳，热病伤阴之心烦失眠及阴虚风动，手足瘛疭等。

【用量用法】5～15克。入汤剂宜烊化冲服。

【使用注意】本品黏腻，有碍消化。脾胃虚弱者慎用。

【附方】1. 黄连阿胶汤（《伤寒论》） 黄连四两，黄芩二两，芍药二两，鸡子黄二枚，阿胶三两。功效：扶阴散热，降火引元。主治：少阴病，心中烦，不得卧；邪火内攻，热伤阴血，下利脓血。

2. 胶艾汤（《金匮要略》） 川芎、阿胶、甘草各二两，艾叶、当归各三两，芍药四两，干地黄四两。功效：补血调经，安胎止痛。主治：妇人冲任虚损，崩中漏下，月水过多，淋漓不止，或半产后下血不绝，或妊娠下血，腹中疼痛者；或劳伤胞络，胞阴漏血，腰痛闷乱；或因损动，胎上抢心，奔动短气；及因产乳，冲任气虚，不能约制，经血淋漓不断，延引日月，渐成羸瘦。

【歌括】赤石脂治精浊而止泄，兼补崩中

【白话解】赤石脂治疗精浊、泻痢，又能补益崩中漏下。

【药性分析】甘、涩，温。归大肠、胃经。

【功效】涩肠止泻，收敛止血，敛疮生肌。

【适应证】疮疡久溃。崩漏便血。久泻久痢。

【用量用法】水煎服。10～20克。外用适量。研细末撒患处或调敷。

【使用注意】湿热积滞泻痢者忌服。孕妇慎用。畏官桂。

【附方】1. 桃花汤（《伤寒论》）　赤石脂（一半全用，一半筛末）一斤，干姜一两，粳米一升。功效：固下，散寒，止利。主治：少阴病二至三日至四至五日，腹痛，小便不利，下利不止，便脓血者。痢无度，脉微细，肢厥，不进食。

2. 滋血汤（《太平惠民和剂局方》卷九）　赤石脂（火煅红）五两，海螵蛸（去壳）五两，侧柏叶（去枝）五两。功效：收敛止血。主治：妇人劳伤过度，致伤脏腑，冲任气虚，不能约制其经血，或暴下，谓之崩中，或下鲜血，或下瘀血，连日不止，淋漓不断，形羸气劣，倦怠困乏。

【歌括】阳起石暖子宫以壮阳，更疗阴痿

【白话解】阳起石能暖子宫，温肾壮阳治疗阳痿。

【药性分析】咸，温。归肾经。

【功效】温肾壮阳。

【适应证】阳痿不举，宫冷不孕。

【用量用法】水煎服，3～6克，或入丸、散服。

【使用注意】阴虚火旺者忌用。不宜久服。

【附方】1. 阳起石汤(《圣济总录》卷一五三)　阳起石(别捣)二两,白茯苓(去黑皮)三两,人参三两,甘草(炙,剉)三两,赤石脂三两,龙骨三两,伏龙肝五两,生地黄(细切,焙)一升,附子(炮裂,去皮脐)一两,续断三两。功效:益气温阳,收涩止血。主治:妇人血海冷败,脱血带下,诸虚冷疾。

2. 白丸(《严氏济生方》卷一)　阳起石(煅,研令极细)、钟乳粉各等份。功效:温肾收涩。主治:元气虚寒,精滑不禁,大肠溏泄,手足厥冷。

【歌括】诚以紫菀治嗽

【白话解】紫菀擅治咳嗽。

【药性分析】苦、辛、甘、微温。归肺经。

【功效】润肺化痰止咳。

【适应证】咳嗽有痰。

【用量用法】水煎服,5~10克。外感暴咳生用,肺虚久咳蜜炙用。

【使用注意】有实热者忌服。

【附方】1. 射干麻黄汤(《金匮要略》)　射干十三枚,麻黄三两,生姜四两,细辛三两,紫菀三两,款冬花三两,五味子半升,大枣七枚,半夏(大者,洗)八枚(一法半斤)。功效:散寒宣肺,降逆化痰止咳。主治:寒饮郁肺,肺气不宣之咳而上气,喉中水鸡声。

2. 止嗽散(《医学心悟》卷三)　桔梗(炒)、荆芥二斤、紫菀(蒸)、百部(蒸)、白前(蒸)各二斤,甘草(炒)十二两,陈皮(水洗,去白)一斤。功效:止咳化痰,疏表宣肺。主治:诸般咳嗽。

【歌括】防风祛风

【白话解】防风祛除风邪。

【药性分析】辛、甘，微温。归膀胱、肝、脾经。

【功效】祛风解表，胜湿止痛，止痉。

【适应证】外感表证。破伤风证。风湿痹痛，风疹瘙痒。

【用量用法】水煎服，4.5~9克。

【使用注意】本品药性偏温，阴血亏虚、热病动风者不宜使用。

【附方】1. 玉屏风散（《医方类聚》卷一五○引《究原方》） 防风一两，黄芪（蜜炙）二两，白术二两。功效：补脾实卫，托里固表。主治：表虚自汗，易感风邪；风雨寒湿伤形，皮肤枯槁。

2. 防风通圣散（《宣明论方》卷三） 防风、川芎、当归、芍药、大黄、薄荷叶、麻黄、连翘、芒硝（朴硝是者）以上各半两，石膏、黄芩、桔梗各一两，滑石三两，甘草二两，荆芥、白术、栀子各一分。功效：解表，清热，攻下。主治：外感风邪，内有蕴热，表里皆实之证。

【歌括】苍耳子透脑止涕

【白话解】苍耳子能透达脑部风寒，通鼻窍止涕。

【药性分析】辛、苦，温。有毒。归肺经。

【功效】发散风寒，通鼻窍，祛风湿，止痛。

【适应证】风湿痹痛。鼻渊。风寒感冒。

【用量用法】水煎服，3~9克。或入丸、散。

【使用注意】血虚头痛不宜服用。过量服用易致中毒。

【附方】1. 苍耳子散(《严氏济生方》卷五) 辛夷仁半两，苍耳子两钱半，香白芷一两，薄荷叶半钱。功效：疏风止痛，通利鼻窍。主治：鼻渊，鼻流浊涕不止。原方用于风邪上攻之鼻渊。临床上用治急、慢性鼻炎、鼻窦炎及过敏性鼻炎等病。

2. 苍耳子洗剂(《中医皮肤病学简编》) 苍耳子茎叶半斤至一斤。功效：散风除湿。主治：癣、疥。

【歌括】威灵仙宣风通气

【白话解】威灵仙祛风湿，通经络。

【药性分析】辛、咸，温。归膀胱经。

【功效】祛风湿，通络止痛，消骨哽。

【适应证】骨哽咽喉。风湿痹证。

【用量用法】水煎服，6~9克。外用适量。

【使用注意】本品辛散走窜，气血虚弱者慎服。

【附方】1. 威灵仙方(《太平圣惠方》卷四十四) 威灵仙一两半，牵牛子(微炒)一两，陈橘皮(汤浸，去白瓤，焙)半两，吴茱萸(汤浸七遍，焙干，微炒)一分，槟榔一两，木香一两。功效：祛风除湿，通络止痛。主治：腰脚疼痛，经年不愈。

2. 杜仲威灵仙散(《千家妙方》引唐德裕方) 杜仲一两半，威灵仙一两。功效：补肾强骨，除湿止痛。主治：肾气亏损，腰肌劳损，腰痛。

【歌括】细辛去头风，止嗽而疗齿痛

【白话解】细辛辛散上达巅顶去头风，可治咳嗽，并能止牙痛。

【药性分析】辛，温。有小毒。归肺、肾、心经。

【功效】解表散寒，祛风止痛，通窍，温肺化饮。

【适应证】风寒感冒。头痛牙痛，风湿痹痛。鼻渊。肺寒咳喘。

【用量用法】水煎服，1~3克；散剂每次服0.5~1克。

【使用注意】阴虚阳亢头痛，肺燥伤阴干咳者忌用。不宜与藜芦同用。

【附方】

1. 大黄附子汤(《金匮要略》)　大黄三两，附子（炮）三枚，细辛二两。功效：温阳通便。主治：寒实内结腹痛便秘。

2. 小青龙汤(《伤寒论》)　麻黄（去节）三两，芍药三两，细辛三两，干姜三两，甘草（炙）三两，桂枝（去皮）三两，五味子半升，半夏（洗）半升。功效：解表散寒，温肺化饮。主治：外感风寒，内停水饮。恶寒发热，无汗，咳嗽喘促，痰多而稀，不渴饮，或身体疼重，肢而浮肿，舌苔白，脉浮或浮滑。

【歌括】艾叶治崩漏、安胎而医痢红

【白话解】艾叶能治疗崩漏，安胎治疗胎动不安；又能治疗痢疾脓血便。

【药性分析】辛、苦，温。有小毒。归肝、脾、肾经。

【功效】温经止血，散寒调经，安胎。

【适应证】胎动不安。月经不调，痛经。出血证。

【用量用法】水煎服，3~10克。外用适量。温经止血宜炒炭用，余生用。

【使用注意】阴虚血热者及宿有失血病者慎用。

【附方】

1. 地黄艾叶汤(《圣济总录》卷一五五)　熟干地黄（焙）

二两，艾叶（炒）二两，人参一两，地榆一两，干姜（炮裂）一两，阿胶（炒燥）一两，当归（切，焙）一两。功效：养血止血，温经安胎。主治：妊娠卒下血不止，腰腹疼痛。

2. 艾叶汤（《千金要方》卷二）　艾叶二两，丹参二两，当归二两，麻黄二两，人参三两，阿胶三两，甘草一两，生姜六两，大枣十二枚。功效：温经散寒，养血安胎。主治：妊娠两月，中风寒，有所动摇，心满，脐下悬急，腰背强痛，卒有所下，乍寒乍热。

【歌括】羌活明目驱风，除湿毒肿痛

【白话解】羌活具明目之效；又能祛风除湿，除去湿毒肿痛。

【药性分析】辛、苦，温。归膀胱、肾经。

【功效】解表散寒，祛风胜湿，止痛。

【适应证】风寒湿痹。风寒感冒。

【用量用法】水煎服，3~9克。

【使用注意】本品辛香温燥之性较烈，故阴血亏虚者慎用。用量过多，易致呕吐，脾胃虚弱者不宜服。

【附方】1. 九味羌活汤（《此事难知》卷上引张元素方）羌活一两半，防风一两半，苍术一两半，细辛五分，川芎一两，香白芷一两，生地黄一两，黄芩一两，甘草一两。功效：解表散寒，祛风胜湿。主治：外感风寒湿邪，恶寒发热，无汗头痛。肢体骨节酸痛，口中苦而微渴，苔薄白，脉象浮或浮紧者；春可治温，夏可治热，秋可治湿，四时时疫，脉浮紧，发热恶寒，头痛，骨节烦疼之表证；水病，腰以上肿者；痘出不快。

2. 羌活胜湿汤（《内外伤辨惑论》卷中）　羌活一钱，独活一钱，藁本五分，防风五分，甘草（炙）五分，川芎五分，蔓荆子三

分。功效：祛风胜湿解表。主治：外伤于湿，郁于太阳，肩背痛，脊痛项强，或一身尽痛，或身重不能转侧，脉浮；邪在少阳、厥阴，卧而多惊。

【歌括】白芷止崩治肿，疗痔瘘疮痈

【白话解】白芷燥湿止带，消肿排脓，治疗痔瘘疮痈。

【药性分析】辛，温。归肺、胃、大肠经。

【功效】解表散寒，祛风止痛，通鼻窍，燥湿止带，消肿排脓。

【适应证】风寒感冒。头痛，牙痛，痹痛等多种疼痛证。鼻渊。带下证。疮痈肿毒。

【用量用法】水煎服，3～9克。外用适量。

【使用注意】本品辛香温燥，阴虚血热者忌服。

【附方】1. 仙方活命饮(《校注妇人良方》) 白芷六分，贝母、防风、赤芍药、归尾、甘草节、皂角刺、穿山甲、天花粉、乳香、没药各一钱，金银花、陈皮各三钱。功效：清热解毒，消肿溃坚，活血止痛。主治：阳证痈疡肿毒初起，局部红肿焮痛，苔薄白或黄，脉数有力。

2. 都梁丸(《是斋百一选方》卷九) 香白芷(择白色新洁者，先以棕刷刷去尘土，用沸汤泡洗四至五遍)大块。功效：解表散寒，祛风止痛。主治：诸风眩晕，妇人产前产后乍伤风邪，头目昏重，及血风头痛，暴寒乍暖，神思不清，伤寒头目昏晕。

【歌括】若乃①红蓝花②通经，治产后恶血之余

【注释】

①若乃：至于。②红蓝花：又名红花。

【白话解】红花活血通经，治疗产后瘀阻腹痛、恶露不行、恶血不尽。

【药性分析】辛，温。归心、肝经。

【功效】活血通经，祛瘀止痛。

【适应证】瘀滞斑疹色暗；癥瘕积聚；胸痹心痛、血瘀腹痛、胁痛；跌打损伤，瘀滞肿痛；血滞经闭、痛经、产后瘀滞腹痛。

【用量用法】水煎服，3～10克。外用适量。

【使用注意】孕妇忌用。有出血倾向者慎用。

【附方】1. 红蓝花酒(《金匮要略》)　红蓝花一两，酒一大升。功效：破血通经。主治：妇人六十二种风，及腹中血气刺痛；痃疟。

2. 桃红四物汤(《医门八法》卷四)　川芎三钱，酒芍三钱，熟地三钱，桂心（研）一钱半，附片一钱半，桃仁（去皮尖，研）一钱，红花一钱，当归身（炒）七钱。功效：活血调经止痛。主治：经期诸痛。

【歌括】刘寄奴①散血，疗烫火金疮之苦

【注释】

①刘寄奴：奇蒿的全草。刘寄奴本来是宋武帝刘裕的小名，相传这种草药是刘寄奴年轻时射蛇得来的神仙药草，所以就把它叫"刘寄奴"。

【白话解】刘寄奴破血疗伤，治疗烫火烧伤的溃烂及刀斧所致的金创。

【药性分析】苦，温。归心、肝、脾经。

【功效】散瘀止痛，疗伤止血，破血通经，消食化积。

【适应证】食积腹痛，赤白痢疾。血瘀经闭，产后瘀滞腹痛。跌打损伤，肿痛出血。

【用量用法】水煎服，3～10克。外用适量，研末撒或调敷，亦可鲜品捣烂外敷。

【使用注意】孕妇慎用。

【附方】1. 流伤饮(《伤科秘方》) 刘寄奴一钱，骨碎补五钱，元胡五钱。功效：活血散瘀，止血止痛。主治：跌扑挫伤，筋骨碎断，内有瘀血者。

2. 刘寄奴汤(《朱氏集验方》卷六) 刘寄奴、五倍子各等份。功效：散瘀止血，收湿敛疮。主治：痔疾。

【歌括】减风湿之痛则茵芋叶

【白话解】除风湿所致疼痛就用茵芋叶。

【药性分析】辛、苦，温。有毒。归肝、肾经。

【功效】散风祛湿。

【适应证】风湿痹痛，四肢挛急，两足软弱。

【用量用法】内服：浸酒或入丸剂，0.9～1.8克。

【使用注意】阴虚而无风湿实邪者禁用。

【附方】1. 茵芋饮(《圣济总录》卷七) 茵芋一两，乌头(炮裂，去皮脐)一两，干姜(炮)一两，细辛(去苗叶)一两，黄芩(去黑心)一两，桂(去粗皮)一两，天雄(炮裂，去皮脐)一两，防己一两，白茯苓(去黑皮)一两，秦艽(去苗土)二两，防风(去叉)二两，当归(焙)二两，甘草(炙)二两。功效：祛风散寒，温中缓急。主治：贼风入腹，腹中拘急，烦乱恍惚，妄语迷惑，不知人事，口噤不开，卧则惊怖，口干恶风，时时失精。

2. 增损茵芋酒(《妇人良方》卷三引《指迷方》) 茵芋叶一两，川乌(炮，去皮尖)一两，石楠叶一两，防风一两，川椒(炒去汗）一两，女葳一两，附子（炮）一两，北细辛一两，独活一两，卷柏一两，肉桂一两，天雄（炮，去皮）一两，秦艽一两，防己一两，踯躅花（炒）二两，当归二两，生干地黄二两，芍药一两。功效：祛风除湿，活血通络。主治：妇人贼风，偏枯，半身不遂，肌肉干燥，渐渐细瘦，或时酸痛。

【歌括】 *疗折伤之症则骨碎补*①

【注释】

①骨碎补：水龙骨科植物槲蕨的根茎。

【白话解】 治疗跌扑外伤所致筋骨损伤用骨碎补。

【药性分析】 苦，温。归肝、肾经。

【功效】 活血续伤，补肾强骨。

【适应证】 肾虚腰痛脚弱，耳鸣耳聋，牙痛，久泄。跌打损伤或创伤，筋骨损伤，瘀滞肿痛。

【用量用法】 水煎服，10～15克。外用适量，研末调敷或鲜品捣敷，亦可浸酒擦患处。

【使用注意】 阴虚火旺，血虚风燥慎用。

【附方】 1. 骨碎补散（《普济方》卷三〇九） 乳香一钱半，没药一钱半，骨碎补（燎去皮）一两。功效：活血散瘀，续筋接骨。主治：外伤所致筋骨损伤。

2. 骨碎补丸（《证治准绳·疡医》） 骨碎补二两，补骨脂二两，熟地黄二两，川当归二两，续断二两，石楠叶二两，黄芪二两，石斛二两，牛膝二两，杜仲二两，草薢二两，附子（炮）一两，白芍药一两半，川芎一两半，菟丝子一两半，沙参一两半，羌活一两半，防风一两半，独活一两半，天麻一两半。功效：活血散瘀，补肾强骨。主治：久漏疮，败坏肌肉，侵损骨髓，以致痿痹。

【歌括】藿香叶辟恶气而定霍乱

【白话解】藿香芳香辟秽除恶气，化湿和中平定霍乱。

【药性分析】辛，微温。归脾、胃、肺经。

【功效】化湿，止呕，解暑。

【适应证】暑湿，湿温。呕吐。湿阻中焦。

【用量用法】水煎服，5～10克。鲜品加倍。

【使用注意】阴虚血燥者不宜用。

【附方】1. 藿香正气散（《太平惠民和剂局方》卷二）　大腹皮一两，白芷一两，紫苏一两，茯苓（去皮）一两，半夏曲二两，白术二两，陈皮（去白）二两，厚朴（去粗皮，姜汁炙）二两，苦梗二两，藿香（去土）三两，甘草（炙）二两半。功效：芳香化湿，解表和中。主治：外感风寒，内伤食滞，或内伤寒湿，夏伤暑湿，山岚瘴疟诸证。

2. 加味藿香正气散（《世医得效方》卷五）　藿香正气散加丁香半钱，缩砂半钱，良姜半钱，南木香半钱，生姜三片，红枣二枚，功效：行气化湿，解表和中。主治：饮食中忧怒伤脾，腹内膨满，泄泻频并，或作晨泄。

【歌括】草果仁温脾胃而止呕吐

【白话解】草果仁燥湿温养脾胃，治疗呕吐。

【药性分析】辛，温。归脾、胃经。

【功效】燥湿温中，除痰截疟。

【适应证】寒湿中阻证。疟疾。

【用量用法】水煎服，3～6克。

【使用注意】阴虚血燥者慎用。

【附方】1. 达原饮(《温疫论》卷上) 槟榔二钱,厚朴一钱,草果仁五分,知母一钱,芍药一钱,黄芩一钱,甘草五分。功效:避瘟去暑,解热,止呕利便。主治:瘟疫初起,先憎寒而后发热,日后但热而不憎寒。初得之二三日,其脉不浮不沉而数,昼夜发热,日晡益甚。

2. 丁香草果散(《洪氏集验方》卷三) 丁香(拣新辣者)一钱半,草果(面裹煨,面裂为度)三个,麦门冬(去心,汤洗)半两,人参二钱,茯苓二钱半,半夏(姜制)二钱,甘草(炙)二钱,淡竹叶数叶。功效:健脾燥湿,除热。主治:脾虚发热及潮热。

【歌括】巴戟天①治阴疝白浊②,补肾尤滋

【注释】

①巴戟天:又名鸡眼藤、三角藤等,药用根。②白浊:又称尿精,系指尿道口滴出白色浊物,可伴小便涩痛的一种病证。

【白话解】巴戟天补肾助阳,擅于治疗阳痿白浊。

【药性分析】辛、甘,微温。归肾、肝经。

【功效】补肾助阳,祛风除湿。

【适应证】风湿腰膝疼痛及肾虚腰膝酸软无力。肾阳虚阳痿、宫冷不孕、小便频数。

【用量用法】水煎服,5~15克。

【使用注意】阴虚火旺及有热者不宜服。

【附方】1. 金刚丸(《医略六书》卷二十四) 鹿胎(酥炙)一具,杜仲(盐水炒)四两,苁蓉(酒洗,去甲)四两,菟丝四两,巴戟(酒炒)四两,草薢(盐酒炒)二两。功效:补肾助阳,强筋健骨。主治:肾虚骨痿,脉缓涩者。

2. 补益巴戟天丸(《圣济总录》卷二十) 巴戟天(去心,酒浸，焙）二两，肉苁蓉（去皱皮，酒浸，切，焙）二两，白龙骨二两，五味子二两，鹿茸（去毛，酥炙）二两，白茯苓（去黑皮）二两，天雄（炮裂，去皮脐）二两续断二两，山茱萸二两，白石英二两，覆盆子三两，菟丝子（酒浸，别捣）三两，熟干地黄（焙）二两，蛇床子（炒，去皮）一两，远志（去心）一两半，干姜（炮裂）一两半。功效：补肾助阳，除湿散寒，止痹痛。主治：阳衰阴盛，痹气身寒。

【歌括】元胡索①理气痛血凝，调经有助

【注释】

①元胡索：又名延胡索、玄胡索、元胡。

【白话解】元胡索活血行气，治疗气滞血瘀所致疼痛，有助于调经。

【药性分析】辛、苦，温。归心、肝、脾经。

【功效】活血，行气，止痛。

【适应证】气血瘀滞之痛证。

【用量用法】水煎服，3~10克。研粉吞服，每次1~3克。

【使用注意】血热气虚及孕妇忌服。

【附方】1. 金铃子散（《素问病机气宜保命集》卷中） 金铃子、玄胡各一两。功效：行气疏肝，活血止痛。主治：肝郁有热。心腹胁肋诸痛，时发时止，口苦，舌红苔黄，脉弦数。

2. 安中散（《太平惠民和剂局方》卷三） 延胡索（去皮）、良姜（炒）、干姜（炮）、茴香（炒）、肉桂各五两，牡蛎四两。功效：行气散寒止痛。主治：寒证胃痛。

【歌括】尝闻款冬花润肺，去痰嗽以定喘

【白话解】曾闻冬花能润肺下气，止咳化痰而且定喘。

【药性分析】辛、微苦，温。归肺经。

【功效】润肺下气，止咳化痰。

【适应证】咳喘。

【用量用法】水煎服，5～10克。外感暴咳宜生用，内伤久咳宜炙用。

【使用注意】肺火燔灼，肺气焦满者不可用。阴虚劳嗽禁用。

【附方】1. 款冬花汤(《圣济总录》卷四十九)　款冬花三分，山栀子仁三分，甘草（炙）半两，灯心一小束。功效：清热泻火，润肺平喘。主治：肺热烦喘。

2. 八味款冬花散(《御药院方》卷五)　款冬花（洗，焙）七钱半，紫菀茸七钱半，五味子七钱半，甘草（炙）七钱半，桑白皮（炒）二两，麻黄（去节）二两，杏仁（汤洗，去皮尖，麸炒）二两，紫苏叶二两。功效：宣降肺气，止咳喘。主治：肺寒热不调，涎嗽不已。

【歌括】肉豆蔻温中，止霍乱而助脾

【白话解】肉豆蔻温中补脾，治疗霍乱。

【药性分析】辛，温。归脾、胃、大肠经。

【功效】涩肠止泻，温中行气。

【适应证】虚泻，冷痢。胃寒胀痛，食少呕吐。

【用量用法】水煎服，3～9克；入丸、散服，每次0.5～1克。内服须煨熟去油用。

【使用注意】湿热泻痢者忌用。

【附方】1. 四神丸(《杨氏家藏方》卷七)　附子（炮，去皮脐）一两，肉豆蔻（面裹煨香）三分，诃子（煨，去核）半两，干姜

（炮）半两。功效：温中行气，化湿止利。主治：脾胃受湿，肠虚下痢，频并不止。

2. 补脾肉豆蔻丸（《太平圣惠方》卷五）　肉豆蔻（去皮）一两，附子（炮裂，去皮脐）一两，白术三分，石斛（去根）一两，肉桂（去粗皮）一两半，丁香半两，荜茇三分，椒红（微炒）三分，诃黎勒（煨，用皮）二两，缩砂（去皮）三分，人参（去芦头）三两，当归（剉，微炒）半两，高良姜（剉）三分，木香半两，厚朴（去粗皮，涂生姜汁炙令香熟）一两半。功效：温中行气，化湿健脾。主治：脾气虚，心腹胀满，胸膈不利，食即欲呕，水谷不消，或时下痢，四肢无力。

【歌括】抚芎①走经络之痛

【注释】

①抚芎：又名茶芎，常与川芎混用。

【白话解】抚芎具有活血通经络之功能。

【药性分析】辛，温。归肝、胆、心包经。

【功效】活血行气，祛风止痛，宣通经络。

【适应证】头痛，风湿痹痛。血瘀气滞痛证。

【用量用法】水煎服，3~9克。

【使用注意】阴虚火旺，多汗，热盛及无瘀之出血证和孕妇慎用。

【附方】1. 抚芎汤（《严氏济生方》卷三）　抚芎一两，白术一两，橘红一两，甘草（炙）半两。功效：活血化痰，行气止痛。主治：湿流关节，臂疼手重，不可俯仰，或自汗，头眩，痰逆恶心。

2. 通关散（《太平惠民和剂局方》卷一·绍兴续添方）

抚芎二两，川芎一两，川乌二两，龙脑一两半，薄荷一两半，白芷二两，甘草二两，细辛半两。功效：祛风散寒，清利头目。主治：中风伤寒，发热恶风，头痛目眩，鼻塞声重，肩背拘急，身体酸痛，肌肉瞤动，牙关紧急，久新头风。

【歌括】何首乌治疮疥之资①

【注释】

①资：功用。

【白话解】何首乌具有解毒、治疗疮疥的功效。

【药性分析】苦、甘、涩，微温。归肝、肾经。

【功效】制用：补益精血。生用：解毒，截疟，润肠通便。

【适应证】久疟，痈疽，瘰疬，肠燥便秘等。精血亏虚，头晕眼花，须发早白，腰膝酸软，遗精，崩带。

【用量用法】水煎服，10～30克。

【使用注意】大便溏泄及湿痰较重者不宜用。

【附方】1. 何人饮（《景岳全书》卷五十一）　何首乌自三钱以至一两随轻重用之，当归二至三钱，人参三至五钱或一两随宜，陈皮（大虚者不必用）二至三钱，生姜（煨）三片。功效：补虚，截疟。主治：疟痢兼症，或痢减而疟甚。

2. 七宝美髯丹（《本草纲目》卷十八引《积善堂方》）　赤何首乌一斤，白何首乌一斤，赤茯苓一斤，白茯苓（去皮，研末）一斤，牛膝（去苗，酒浸一日，同何首乌第七次蒸之，至第九次止，晒干）八两，当归（酒浸，晒）八两，枸杞子（酒浸，晒）八两，菟丝子（酒浸生芽，研烂，晒）八两，补骨脂（以黑脂麻炒香）四两。功效：补肾，固精，乌发，壮骨。主治：肝肾不足，白发，脱发，不育，崩带，齿牙动摇，腰膝酸软，肾虚无子。

【歌括】姜黄能下气、破恶血之积

【白话解】姜黄活血行气，去除瘀血癥积。

【药性分析】辛、苦，温。归肝、脾经。

【功效】活血行气，通经止痛。

【适应证】风湿痹痛。气滞血瘀所致的心、胸、胁、腹诸痛。

【用量用法】水煎服，3～10克。外用适量。

【使用注意】血虚无气滞血瘀者慎用，孕妇忌用。

【附方】1. 白术姜黄汤(《医方类聚》卷八十三引《澹寮》)　片子姜黄四两，白术（炒）二两，羌活一两，甘草一两。功效：活血祛湿，通经止痛。主治：瘀血痰湿阻滞经络所致肘臂痛。

2. 姜黄汤(《名家方选》)　防风五分，独活五分，桂枝三分，芍药三分，樱皮三分，姜黄三分，甘草一分。功效：祛风除湿，活血止痛。主治：诸头项痛，引肩背者。

【歌括】防己①宜消肿、祛风湿之施

【注释】

①防己：有汉防己与木防己之分。均有祛风湿、利水之功。但汉防己偏于利水消肿，木防己偏于祛风湿止痛；若症偏于下部，湿重于风者，多用汉防己；症偏于上部，风重于湿者，多用木防己。由于"木防己"含有马兜铃酸，具有肾毒性，为保证用药安全，国家已于2004年停用其药用标准。

【白话解】防己能利水消肿，可用于祛风除湿。

【药性分析】苦、辛，寒。归膀胱、肺经。

【功效】祛风湿，止痛，利水消肿。

【适应证】风湿痹证。水肿，小便不利，脚气。湿疹疮毒。

【用量用法】水煎服，4.5~9克。

【使用注意】本品大苦大寒易伤胃气，胃纳不佳及阴虚体弱者慎服。

【附方】1. 防己茯苓汤(《金匮要略》)　防己三两，黄芪三两，桂枝三两，茯苓六两，甘草二两。功效：通阳化气，分消水湿。主治：皮水，四肢肿，四肢聂聂动。

2 木防己汤(《金匮要略》)　木防己(现用汉防己)三两，石膏十二枚鸡子大，桂枝二两，人参四两。功效：通阳利水，清热补虚。主治：膈间支饮，喘满，心下痞坚，面色黧黑，脉沉紧。

【歌括】藁本除风，主妇人阴痛之用

【白话解】藁本祛风胜湿，主治妇人阴中肿痛。

【药性分析】辛，温。归膀胱经。

【功效】祛风散寒，除湿止痛。

【适应证】风寒感冒，巅顶疼痛。风寒湿痹。

【用量用法】水煎服，3~9克。

【使用注意】本品辛温香燥，凡阴血亏虚、肝阳上亢、火热内盛之头痛者忌服。

【附方】1. 荷叶藁本汤(《三因极一病证方论》卷三)　干荷叶四张，藁本一分。功效：祛风除湿，清热止痒。主治：脚胫生疮，浸淫腿膝，脓汁淋漓，热痹痛痒。

2. 藁本苍耳散(《镐京直指》)　藁本一钱五分，苍耳子二钱，白蒺藜三钱，秦艽一钱五分，川芎一钱，蝉蜕一钱，羌活一钱五分，防风一钱五分，石菖蒲一钱，香白芷一钱。功效：祛风除湿，宣通清窍。主治：湿淫上蒸，首如裹，头重，耳目如蒙。

【歌括】仙茅益肾，扶元气虚弱之衰

【白话解】仙茅温肾壮阳，扶助元气治疗虚弱之病。

【药性分析】辛，热。有毒。归肾、肝经。

【功效】温肾壮阳，祛寒除湿。

【适应证】腰膝冷痛，筋骨痿软无力。肾阳不足，命门火衰之阳痿精冷、小便频数。

【用量用法】水煎服，5~15克。或酒浸服，亦入丸、散。

【使用注意】阴虚火旺者忌服。燥烈有毒，不宜久服。

【附方】1. 二仙汤(《妇产科学》)　仙茅三钱，仙灵脾三钱，当归三钱，巴戟天三钱，黄柏一钱半，知母一钱半。功效：温肾阳，补肾精，泻肾火，调理冲任。主治：肾阴、肾阳不足而虚火上炎之更年期综合征，高血压病，肾炎、肾盂肾炎，尿路感染，闭经。

2. 仙茅丸(《御药院方》卷六)　仙茅（糯米泔浸五日，浸去赤水，用铜刀去皮，铜刀剉，取一斤。夏月止浸三日，阴干，不见日）二斤，苍术（米泔浸五日或三日，去皮，焙干一斤）二斤，马兰花半斤，舶上茴香半斤，椒红（醋炒取红，一斤）二斤，熟干地黄（焙干秤半斤）一斤，柏子仁半斤。功效：强筋骨，益精神，明目，黑髭发。主治：男子真气不足。

【歌括】乃曰破故纸①温肾，补精髓与劳伤

【注释】

①破故纸：补骨脂。

【白话解】破故纸补肾壮阳，填精生髓，并治疗脾肾不足的虚损疾病。

【药性分析】苦、辛，温。归肾、脾经。

【功效】补肾壮阳，固精缩尿，温脾止泻，纳气平喘。

【适应证】肾不纳气，虚寒喘咳。肾虚遗精、遗尿、尿频。脾肾阳虚五更泄泻。肾虚阳痿、腰膝冷痛。

【用量用法】水煎服，5~15克。

【使用注意】本品性质温燥，能伤阴助火，故阴虚火旺及大便秘结者忌服。

【附方】1. 四神丸（《证治准绳·类方》） 肉豆蔻二两，补骨脂四两，五味子二两，吴茱萸（浸，炒）一两。功效：温补脾肾，涩肠止泻。主治：脾肾虚寒。五更泄泻，大便不实，饮食不思，或泄泻腹痛等证。

2. 破故纸散（《补要袖珍小儿方论》卷七） 破故纸（炒）一两。功效：补肾助阳，固精缩尿。主治：小儿遗尿。

【歌括】宣木瓜入肝，疗脚气并水肿

【白话解】木瓜味酸入肝，舒筋活络，可治疗脚气水肿。

【药性分析】酸，温。归肝、脾经。

【功效】舒筋活络，和胃化湿。

【适应证】风湿痹证。脚气水肿。吐泻转筋。

【用量用法】水煎服，6~9克。

【使用注意】内有郁热，小便短赤者忌服。

【附方】1. 木瓜汤（《传信适用方》卷下） 木瓜（生，去皮瓤，薄切片子）三斤，生姜（洗净，薄切片子）一斤半，甘草（生用，细剉碎）一斤，盐（筛拣令净）一斤二两。功效：调气利膈，消痰止嗽。

主治：胸膈烦闷，口干多渴，并治脚气。

2. 木瓜丸（《御药院方》卷八）　牛膝（温酒浸，切，焙）二两，木瓜（去顶瓤，入艾叶一两蒸熟）一枚，巴戟天（去心）、茴香（炒）、木香各一两，桂心（去皮）半两。功效：补益，壮筋骨。主治：腰痛。

【歌括】杏仁[①]润肺燥止嗽之剂

【注释】

①杏仁：有苦、甜杏仁之分。甜杏仁，性味甘平，功效与苦杏仁类似，药力和缓，且偏于润肺止咳。

【白话解】苦杏仁为润肺燥，止咳平喘的药剂。

【药性分析】苦，微温。有小毒。归肺、大肠经。

【功效】止咳平喘，润肠通便。

【适应证】咳嗽气喘。肠燥便秘。

【用量用法】水煎服，3～10克，宜打碎入煎，或入丸、散。

【使用注意】阴虚咳喘及大便溏泻者忌用。本品有小毒，用量不宜过大；婴儿慎用。

【附方】1. 三拗汤（《太平惠民和剂局方》卷二）甘草（不炙）、麻黄（不去根、节）、杏仁（不去皮、尖）各等份。功效：宣肺解表。主治：感冒风邪。

2. 桑杏汤（《温病条辨》卷一）　桑叶一钱，杏仁一钱五分，沙参二钱，象贝一钱，香豉一钱，栀皮一钱，梨皮一钱。功效：清气分之燥。主治：秋感燥气，右脉数大，伤手太阴气分者。

【歌括】茴香治疝气肾病之用

【白话解】小茴香有医治疝气、肾病的功用。

小茴香用治疝气腹痛，能温肾散寒，睾丸偏坠胀痛、痛经等肾脏疾患多用。

【药性分析】辛，温。归肝、肾、脾、胃经。

【功效】散寒止痛，理气和胃。

【适应证】寒疝腹痛，睾丸偏坠胀痛，少腹冷痛，痛经。中焦虚寒气滞证。

【用量用法】水煎服，3～6克。外用适量。

【使用注意】阴虚火旺者慎用。

【附方】1. 一香散(《红炉点雪》卷一)　小茴香一两(炒)，枳壳五钱(面炒) 功效：行气止痛。主治：右胁痛。

2. 二妙散(《仙拈集》卷二)　荔枝核(炮)、小茴香(炒)各等份。功效：行气散寒止痛。主治：寒疝偏坠肿痛。

【歌括】诃子①生精止渴，兼疗滑泄之疴

【注释】

①诃(hē)子：别名诃黎勒等。

【白话解】诃子生精止渴，并能治疗久泻久痢之患。

【药性分析】苦、酸、涩，平。归肺、大肠经。

【功效】涩肠止泻，敛肺止咳，利咽开音。

【适应证】久泻，久痢。久咳，失音。

【用量用法】水煎服，3～10克。涩肠止泻宜煨用，敛肺清热利咽开音宜生用。

【使用注意】凡外有表邪、内有湿热积滞者忌用。

【附方】1. 诃黎勒散(《金匮要略》卷下)　诃黎勒十枚(煨)。功效：温涩固肠。主治：气利。

2. 诃子散(《丹溪心法附余》卷五)　诃子(去核，半煨半生)

三钱，甘草（半炒半生）二钱，木通三钱，桔梗（半炒半生）五钱。功效：敛肺止咳，利咽开音。主治：咳嗽声音不出。

【歌括】秦艽攻风逐水，又除肢节之痛

【白话解】秦艽祛风邪、利水湿，又通络止痛，能消除肢体关节疼痛。

【药性分析】辛、苦，平。归胃、肝、胆经。

【功效】祛风湿，通络止痛，退虚热，清湿热。

【适应证】风湿痹证。骨蒸潮热，疳积发热。中风不遂。湿热黄疸。

【用量用法】水煎服，3~9克。

【使用注意】久痛虚羸，溲多、便滑者忌服。

【附方】1. 秦艽汤（《圣济总录》卷八十八）　秦艽（去苗土）、柴胡（去苗）、知母、甘草（剉，炙）各一两。功效：退热除蒸。主治：虚劳潮热，咳嗽，盗汗不止。

2. 秦艽饮子（《丹台玉案》卷三）　白术、茯苓、秦艽各二钱，薄桂、橘红各一钱。功效：健脾利湿退黄。主治：黄疸。口淡咽干，恶寒发热。

【歌括】槟榔豁痰而逐水，杀寸白虫①

【注释】

①寸白虫：即绦虫的别称。因绦虫包孕虫卵的节片呈白色，长约一寸，故称。

【白话解】槟榔祛痰、利水，杀灭绦虫。

【药性分析】苦、辛，温。归胃、大肠经。

【功效】杀虫消积，行气，利水，截疟。

【适应证】多种肠道寄生虫病。食积气滞，泻痢后重。水肿，脚气肿痛。疟疾。

【用量用法】水煎服，3～10克。驱绦虫、姜片虫30～60克。生用力佳，炒用力缓；鲜者优于陈久者。

【使用注意】脾虚便溏或气虚下陷者忌用；孕妇慎用。

【附方】1. 圣功散（《传信适用方》卷三）　南木香、槟榔各等份。功效：杀虫。主治：寸白虫，不拘久近。

2. 圣妙散（《鸡峰》卷二十）　甘遂一分，白牵牛（一半生，一半熟）一分，白槟榔（半个生，半个裹煨）一个。功效：利大小肠。主治：鼓气，并治胸膈气滞之疾。

【歌括】杜仲益肾而添精，去腰膝重

【白话解】杜仲补肾填精，强筋骨以去除腰膝酸软沉重不适。

【药性分析】甘，温。归肝、肾经。

【功效】补肝肾，强筋骨，安胎。

【适应证】胎动不安或习惯性堕胎。肾虚腰痛及各种腰痛。

【用量用法】水煎服，10～15克。

【使用注意】炒用破坏其胶质，有利于有效成分煎出，故比生用效果好。本品为温补之品，阴虚火旺者慎用。

【附方】1. 杜仲丸（《严氏济生方》卷七）　杜仲（去皮，锉，姜汁浸，炒去丝）、川续断（酒浸）各一两。功效：养胎。主治：妊娠三两月，胎动不安。妊娠腰背痛。

2. 杜仲散（《是斋百一选方》卷十一）　杜仲（去皮，杵令烂，以好酒浸一宿，焙干）一两，肉桂、牡丹皮各半两。功效：温肾助阳，活血止痛。主治：肾气虚弱，荣伤过度，有所亏损，腰痛连小腹疼痛，俯仰慑慑短气。

【歌括】当知紫石英疗惊悸崩中之疾

【白话解】应当知道紫石英能治疗心悸怔忡、崩中漏下的疾病。

【药性分析】甘，温。归心、肺、肾经。

【功效】温肾助阳，镇心安神，温肺平喘。

【适应证】肾阳亏虚，宫冷不孕，崩漏带下。心悸怔忡，虚烦不眠。肺寒气逆，痰多咳喘。

【用量用法】水煎服，9～15克。打碎先煎。

【使用注意】阴虚火旺而不能摄精之不孕证及肺热气喘者忌用。

【附方】1. 风引汤（《金匮要略》）　大黄、干姜、龙骨各四两，桂枝三两，甘草、牡蛎各二两，寒水石、滑石、赤石脂、白石脂、紫石英、石膏各六两。功效：除热瘫痫。主治：治大人风引，少小惊痫瘛疭，日数十发，医所不疗。

2. 紫石英汤（《太平圣惠方》卷二十八）　紫石英五两（打碎如米豆大，水淘一遍）。功效：止惊悸，令能食。主治：虚劳。

【歌括】橘核治腰痛疝气之㿉①

【注释】

①㿉（diān）：腹胀病。

【白话解】橘核治疗腰痛、疝气痛及腹胀痛。

【药性分析】苦，平。归肝经。

【功效】理气散结，止痛。

【适应证】疝气疼痛，睾丸肿痛及乳房结块等。

【用量用法】水煎服，3~10克。

【使用注意】虚者禁用。

【附方】1. 橘核散(《幼科金针》卷下) 青木香一两，小茴一两，橘核二两，大茴八钱，蓬术一两，吴茱萸（醋炒，浸一宿，焙）一两，姜黄八钱。功效：温经逐冷。主治：积气腹痛。

2. 橘核汤(《医学启蒙》卷四) 橘核、吴萸、木香、茴香、良姜、青皮、川楝子、干姜、官桂各等份。功效：行气散寒止痛。主治：疝气。

【歌括】金樱子分涩精

【白话解】金樱子固涩精关。

【药性分析】酸、涩，平。归肾、膀胱、大肠经。

【功效】固精缩尿止带，涩肠止泻。

【适应证】遗精滑精，遗尿尿频，带下。久泻久痢。

【用量用法】水煎服。6~12克。

【使用注意】有实火、邪热者忌服。中寒有痞者禁服。泄泻由于火热暴注者不宜用；小便不禁及精气滑脱因于阴虚火炽而得者，不宜用。

【附方】1. 秘元煎(《景岳全书》卷五十一) 远志（炒）八分，山药（炒）二钱，芡实（炒）二钱，枣仁（炒，捣碎）二钱，白术（炒）、茯苓各一钱半，炙甘草一钱，人参一二钱，五味子（畏酸者去之）十四粒，金樱子（去核）二钱。功效：健脾益肾，涩肠止泻。主治：肝肾亏虚，脾虚气陷，遗精滑精，小便频数，带浊漏下。

2. 水陆二仙丹(《洪氏集验方》卷三) 金樱子、芡实各等份。功效：补肾涩精。主治：男子遗精白浊，女子带下纯属肾虚不摄者。

【歌括】紫苏子分下气涎

【白话解】紫苏子降气化痰（涎）。

【药性分析】辛，温。归肺、大肠经。

【功效】降气化痰，止咳平喘，润肠通便。

【适应证】咳喘痰多。肠燥便秘。

【用量用法】水煎服，5~10克；煮粥食或入丸、散。

【使用注意】阴虚喘咳及脾虚便溏者慎用。

【附方】1. 三子养亲汤（《韩氏医通》卷下）白芥子、苏子、莱菔子。功效：降气快膈，化痰消食。主治：痰壅气滞。

2. 苏子降气汤（《备急千金要方》卷七）紫苏子、半夏（汤洗七次）各二两半，川当归（去芦）两半，甘草（炙）二两，前胡（去芦）、厚朴（去粗皮，姜汁拌炒）各一两，肉桂（去皮）一两半。功效：降气平喘，祛痰止咳。主治：上实下虚之喘咳证。

【歌括】淡豆豉发伤寒之表

【白话解】淡豆豉能发散外感表寒之邪。

【药性分析】苦、辛，凉。归肺、胃经。

【功效】解表，除烦，宣发郁热。

【适应证】外感表证。热病烦闷。

【用量用法】水煎服，6~12克。

【使用注意】凡伤寒传入阴经与夫直中三阴者，皆不宜用。

【附方】1. 葱豉汤（《肘后备急方》卷二）葱白一虎口，

豉一升。功效：解表除热。主治：伤寒初起，头痛身热，脉浮大。

2. 栀子豉汤(《伤寒论》)　栀子 (擘)十四个，香豉 (绵裹) 四合。功效：清虚热，安心神，除烦躁。主治：伤寒汗吐下后，虚烦不得眠，心中懊憹、胸脘痞闷，饥不能食，脉数，苔薄黄腻。

【歌括】大小蓟除诸血之鲜
【白话解】大、小蓟能治疗多种血热妄行所致出血。
【药性分析】甘、苦，凉。归心、肝经。
【功效】凉血止血，散瘀解毒消痈。
【适应证】血热出血证。热毒痈肿。
【用量用法】水煎服，10～15克，鲜品加倍。外用适量，捣敷患处。
【使用注意】脾胃虚寒而无瘀滞者忌服。
【附方】1. 十灰散(《增订十药神书》)　大蓟、小蓟、荷叶、扁柏叶、茅根、茜草根、山栀、大黄、牡丹皮、棕榈皮各等份。功效：凉血止血。主治：血热妄行之呕血、吐血、咯血、嗽血。

2. 小蓟饮子(《玉机微义》引《济生方》)　生地 (洗) 四两，小蓟半两，滑石半两，木通半两，蒲黄 (炒) 半两，藕节半两，淡竹叶半两，当归 (酒浸) 半两，山栀子半两，甘草半两。功效：凉血止血，利尿通淋。主治：热结下焦之血淋、尿血。

【歌括】益智仁安神，治小便之频数
【白话解】益智仁安神益智，固精缩尿以治疗小便频数。

131

【药性分析】辛，温。归肾、脾经。

【功效】暖肾固精缩尿，温脾开胃摄唾。

【适应证】下元虚寒遗精、遗尿、小便频数。脾胃虚寒，腹痛吐泻及口涎自流。

【用量用法】水煎服，3～10克。

【附方】1. 缩泉丸(《校注妇人良方》卷八)　乌药、益智仁等份。功效：温肾祛寒，缩尿止遗。主治：下元虚冷，小便频数及小儿遗尿。

2. 益智散(《太平惠民和剂局方》卷三)　益智仁（去皮）二两，干姜（炮）半两，青皮（去白）三两，川乌（炮，去皮脐）四两。功效：温补脾肾，行气止痛。主治：伤寒阴盛，心腹痞满，呕吐泄利，手足厥冷；及一切冷气奔冲，心胁脐腹胀满绞痛。

【歌括】麻仁润肺，利六腑之燥坚

【白话解】麻子仁润肺，并通利六腑的燥结坚实。

【药性分析】甘，平。归脾、胃、大肠经。

【功效】润肠通便。

【适应证】肠燥便秘。

【用量用法】水煎服，10～15克。

【使用注意】畏牡蛎、白薇，恶茯苓。肠滑者尤忌。

【附方】1. 麻子仁丸(《伤寒论》)　麻子仁二升，芍药半斤，枳实半斤，大黄一斤，厚朴（炙，去皮）一尺，杏仁（去皮、尖，熬，别作脂）一升。功效：润肠泻热，行气通便。主治：肠胃燥热之脾约便秘证。

2. 润肠丸(《圣济总录》卷一五七)　枳壳（去瓤，麸炒，为末）、大麻仁（别研）各一两。功效：润肠通便，行气消胀。主治：妊娠大便不通，腹胁坚胀。

【歌括】抑又闻补虚弱、排疮脓，莫若黄芪

【白话解】又闻补益虚损、消除疮疡脓毒，没有能与黄芪比拟。

【药性分析】甘，微温。归脾、肺经。

【功效】健脾补中，升阳举陷，益卫固表，利尿，托毒生肌。

【适应证】脾气虚证。气虚自汗证。肺气虚证。气血亏虚，疮疡难溃难腐，或溃久难敛。

【用量用法】水煎服，9~30克。蜜炙可增强其补中益气作用。

【附方】1. 当归补血汤（见当归条）。

2. 补阳还五汤(《医林改错》卷下) 黄芪（生）四两，当归尾二钱，赤芍一钱半，地龙一钱，川芎一钱，红花一钱，桃仁一钱。功效：补气活血通络。主治：气虚血瘀之中风。

【歌括】强腰脚、壮筋骨，无如狗脊

【白话解】强腰膝、壮筋骨之功，没有其他药比得上狗脊。

【药性分析】苦、甘，温。归肝、肾经。

【功效】祛风湿，补肝肾，强腰膝。

【适应证】风湿痹证。腰膝酸软，下肢无力。遗尿，白带过多。

【用量用法】水煎服，6~12克。

【使用注意】肾虚有热，小便不利，或短涩黄赤者慎服。

【附方】1. 狗脊丸(《太平圣惠方》卷四十四) 狗脊二两,草薢(剉)二两,菟丝子(酒浸三日曝干别捣)一两。功效:补肝肾,强腰膝。主治:腰痛。

2. 荆芥散(《圣济总录》卷一四二) 荆芥穗(陈者)、狗脊(去毛,剉)各一两。功效:止血。主治:痔疾下血。

【歌括】菟丝子补肾以明目

【白话解】菟丝子补肾益精而且明目。

【药性分析】辛、甘,平。归肾、肝、脾经。

【功效】补肾益精,养肝明目,止泻安胎。

【适应证】肾虚腰痛,阳痿遗精,尿频及宫冷不孕。脾肾阳虚,便溏泄泻。肝肾不足,目暗不明。肾虚胎动不安。

【用量用法】水煎服,10~20克。

【使用注意】本品为平补之药,但偏补阳,阴虚火旺,大便燥结、小便短赤者不宜服。

【附方】1. 寿胎丸(《医学衷中参西录》上册) 菟丝子(炒熟)四两,桑寄生二两,川续断二两,真阿胶二两。功效:补肾安胎。主治:滑胎。

2. 菟丝子丸(《圣济总录》卷一〇二) 菟丝子(汤浸一宿,剉,捣末)、车前子、熟干地黄(焙)各三两。功效:补益肝肾,明目。主治:肝肾俱虚,精华不能上荣,使目昏暗。

【歌括】马蔺花治疝而有益

【白话解】马蔺花有益于治疗疝气。

【药性分析】微苦、辛、微甘,寒。归胃、脾、肺、肝经。

【功效】清热解毒，凉血止血，利尿通淋。

【适应证】喉痹。吐血衄血，便血。小便不通，淋病。疝气，痔疮，痈疽，烫伤。

【用量用法】内服：煎汤，3～6克；或入丸、散，或绞汁。外用：捣敷。

【使用注意】多服令人溏泄。

【附方】1. 治咽喉闭塞不通方(《太平圣惠方》卷三十五)

马蔺花一两，蔓荆子一两。功效：清热解毒。主治：咽喉闭塞不通。

2. 烧绵丸(《普济方》卷二四七引《朱氏家藏方》)

川楝子(去核)、马蔺花、青橘皮、舶上茴香各一两。功效：行气止痛。主治：疝气。

【歌括】此五十四种药性之温者也

【白话解】此五十四味药物性属温性。

平 性

【歌括】详论药性，平和惟在

【白话解】详细论述药物药性，还有部分药物药性平和。

【歌括】以硇砂①而去积

【注释】

①硇砂：为卤化物类矿物硇砂的晶体。

【白话解】用硇砂消积散结。

【药性分析】咸、苦、辛，温。有毒。归肝、脾、胃、肺经。

【功效】消积软坚，破瘀散结，化腐生肌，祛痰，利尿。

【适应证】癥瘕痃癖。噎膈反胃，痰饮，喉痹，积痢，经闭，目翳。息肉疣赘，疔疮瘰疬，痈肿恶疮。

【用量用法】内服：入丸、散，1~3分。外用：研末点、撒或调敷，或入膏药中贴，或化水点涂。

【使用注意】体虚无实邪积聚及孕妇忌服。

【附方】1. 硇砂丸（《太平圣惠方》卷七十九）　硇砂（细研）半两，桂心半两，燕脂（研入）一钱，斑蝥（去翅足，以糯米拌炒，以米黄为度）半两。功效：破瘀散结。主治：产后月水久不通。

2. 龙脑黄连膏（《全国中药成药处方集》杭州方）　梅冰片二钱五分，淡硇砂一钱。功效：清热止痛，化腐生肌。主治：肝热上升，目红难开，畏光羞明，热痛多泪，睛沿赤烂，障翳遮睛。

【歌括】用龙齿①以安魂

【注释】

①龙齿：古本草所载之龙齿当是动物牙齿骨骼的化石，只是古人无法区分动物来源，现代研究中药的龙齿应包括多种古代大型哺乳动物如三趾马、象类、犀牛类等牙齿骨骼的化石。

【白话解】用龙齿安魂定魄。

【药性分析】甘、涩，凉。归心、肝经。

【功效】镇惊安神。

【适应证】惊痫癫狂，心悸怔忡，失眠多梦等证。

【用量用法】水煎服，15~30克；宜先煎。外用适量。镇静安神，平肝潜阳多生用。收敛固涩宜煅用。

【使用注意】畏石膏、干漆、蜀椒、理石。

【附方】1. 龙齿丸(《圣济总录》卷十五)　龙齿（研）、铁粉（研）、凝水石（研）各一两，茯神（去木）一两半。功效：镇静安神。主治：因惊成痫，狂言妄语。

2. 龙齿散(《太平圣惠方》卷八十二)　龙齿半两，麦门冬（去心，焙）半两，赤芍药一分，川升麻一分，川大黄（剉碎，微炒）一分，甘草（炙微赤，剉）一分。功效：清热镇惊。主治：小儿惊啼烦热，眠卧不安。

【歌括】青皮快膈除膨胀，且利脾胃

【白话解】青皮畅利胸膈，去除脘腹胀满，并能和降脾胃。

【药性分析】苦、辛，温。归肝、胆、胃经。

【功效】疏肝破气，消积化滞。

【适应证】肝郁气滞证，气滞脘腹疼痛。食积腹痛，癥瘕积聚、久疟痞块。

【用量用法】水煎服，3～9克。醋炙疏肝止痛力强。

【使用注意】本品辛燥破气，气虚阴虚者慎用。

【附方】1. 青皮饮(《嵩崖尊生全书》卷九)　青皮一钱，白术二钱半，木通五分，甘草二分。功效：疏肝行气。主治：怒气致嗳。

2. 青皮散(《疡科选粹》卷四)　青皮（去瓤）、穿山甲（炒）、白芷、甘草、贝母各八分。功效：散结消痈排脓。主治：乳痈初起。

【歌括】芡实益精治白浊，兼补真元

【白话解】芡实益肾固精，善治白浊，并能补益真元。

【药性分析】甘、涩，平。归脾、肾经。

【功效】益肾固精，健脾止泻，除湿止带。

【适应证】遗精滑精。脾虚久泻。带下。

【用量用法】水煎服，10～15克。

【使用注意】大小便不利者禁服，食滞不化者慎服。

【附方】1. 金锁固精丸(《医方集解》)　沙苑蒺藜 (炒)、芡实 (蒸)、莲须各二两，龙骨 (酥炙)、牡蛎各一两。功效：补肾涩精。主治：肾虚精关不固，遗精滑泄。

2. 易黄汤(《傅青主女科歌括》卷上)　山药 (炒) 一两，芡实 (炒) 一两，黄柏 (盐水炒) 二钱，车前子 (酒炒) 一钱，白果 (碎) 十枚。功效：补脾益肾，清热祛湿。主治：脾肾两虚，湿热带下证。带下色黄白，黏稠腥臭，食少，腰膝酸软，舌苔薄黄腻，脉濡滑。

【歌括】原夫木贼草去目翳①，崩漏亦医

【注释】

①目翳：是指眼内所生遮蔽视线之目障。

【白话解】木贼草明目退翳，亦能治疗崩漏下血。

【药性分析】甘、苦，平。归肺、肝经。

【功效】疏散风热，明目退翳。

【适应证】风热目赤，迎风流泪，目生翳障。出血证。

【用量用法】水煎服，3～9克。

【使用注意】气血虚者慎服。

【附方】1. 木贼散(《圣济总录》卷一○八)　木贼 (小便浸七日，取出晒干)、甘草 (炙，剉) 各一两，苍术 (河水浸一日，去皮却，用陈粟米泔浸七日，控出，切片，晒干) 四两。功效：明目退翳。主治：

一切眼疾。

2. 木贼散（《仁斋直指方》卷二十三）　木贼（去节，炒）一两，木馒头（炒）、枳壳（制）、槐角（炒）、茯苓、荆芥各半两。功效：止血。主治：肠风下血。

【歌括】花蕊石治金疮，血行则却①

【注释】

①却：完结，此指疾病痊愈。

【白话解】花蕊石治疗金疮损伤出血，血脉通行就痊愈。

【药性分析】酸、涩，平。归肝经。

【功效】化瘀止血。

【适应证】出血证。

【用量用法】水煎服，10～15克；研末吞服，每次1～1.5克，包煎。外用适量，研末外掺或调敷。

【使用注意】孕妇忌用。

【附方】1. 花蕊石散（《续名家方选》）　花蕊石（煅）三钱，辰砂、黄连、甘草各八分，龙脑三分。功效：化瘀止血。主治：衄血、吐血及打扑出血，血气逆上甚者。

2. 灵效散（《丹台玉案》卷五）　花蕊石一两，硫黄四两。功效：活血逐瘀。主治：胞衣不下。

【歌括】石决明和肝气，治眼之剂

【白话解】石决明调和肝气，为治疗眼目疾患的药物。

【药性分析】咸，寒。归肝经。

【功效】平肝潜阳，清肝明目。

【适应证】肝阳上亢，头晕目眩。目赤翳障，视物昏花。

【用量用法】水煎服，3～15克；应打碎先煎。平肝、清肝宜生用，外用点眼宜煅用、水飞。

【使用注意】本品咸寒易伤脾胃，故脾胃虚寒，食少便溏者慎用。

【附方】1. 阿胶鸡子黄汤(《重订通俗伤寒论》) 陈阿胶(烊冲)二钱，生白芍三钱，石决明(杵)五钱，双钩藤二钱，大生地四钱，清炙草六分，生牡蛎(杵)四钱，络石藤三钱，茯神木四钱，鸡子黄(先煎代水煎服)二枚。功效：滋阴息风。主治：血虚生风。筋脉拘挛，伸缩不能自如，手足瘛疭。

2. 石决明散(《世医得效方》卷十六) 石决明(火煅)一两，蒺藜(炒去刺)二两，荆芥穗二两，薄荷叶一两，人参(蜜炙)五钱。功效：清肝明目。主治：眼生外障。

【歌括】天麻主头眩，祛风之药

【白话解】天麻善治头晕目眩，为息内风、祛外风要药。

【药性分析】甘，平。归肝经。

【功效】息风止痉，平抑肝阳，祛风通络。

【适应证】肝风内动，惊痫抽搐。眩晕，头痛。肢体麻木，手足不遂，风湿痹痛。

【用量用法】水煎服，3～9克。研末冲服，每次1～1.5克。

【使用注意】气血虚甚者慎服。

【附方】1. 半夏白术天麻汤(《医学心悟》卷四) 半夏一钱五分，天麻、茯苓、橘红各一钱，白术三钱，甘草五分，生姜一片，大枣二枚。功效：燥湿化痰，平肝息风。主治：风痰上扰证。眩晕头痛，胸闷呕恶，舌苔白腻，脉弦滑等证。

2. 天麻丸(《杨氏家藏方》卷二)　天麻 (酒浸一宿, 焙干) 四两, 川芎四两, 防风 (去芦头) 四两, 甘草二两。功效：息风止痉。主治：风气壅盛, 头疼目涩, 项背拘急, 鼻塞耳鸣。

【歌括】甘草和诸药而解百毒, 盖以性平

【白话解】甘草能调和众味药, 并解百药之毒, 因为药性平和。

【药性分析】甘, 平。归心、肺、脾、胃经。

【功效】补脾益气, 祛痰止咳, 缓急止痛, 清热解毒, 调和诸药。

【适应证】心气不足, 脉结代、心动悸; 脾气虚证。咳喘。脘腹、四肢挛急疼痛。热毒疮疡、咽喉肿痛及药物、食物中毒。调和药性。

【用量用法】水煎服, 1.5~9克。生用性微寒, 可清热解毒; 蜜炙药性微温, 并可增强补益心脾之气和润肺止咳作用。

【使用注意】不宜与京大戟、芫花、甘遂同用。本品有助湿壅气之弊, 湿盛胀满、水肿者不宜用。大剂量久服可导致水钠潴留, 引起浮肿。

【附方】1. 炙甘草汤(《伤寒论》)　甘草 (炙) 四两, 生姜 (切) 三两, 人参二两, 生地黄一斤, 桂枝 (去皮) 三两, 阿胶二两, 麦门冬 (去心) 半升, 麻仁半升, 大枣 (擘) 三十枚。功效：补气血而复脉通心。主治：气阴两虚, 心悸, 脉结代; 肺痿, 心中温温液液者。

2. 芍药甘草汤(《伤寒论》)　芍药、甘草 (炙) 各四两。功效：酸甘化阴, 缓急止痛。主治：阴血不足, 血行不畅, 腿脚挛急或腹中疼痛。

【歌括】石斛平胃气而补肾虚，更医脚弱^①

【注释】

①脚弱：证名。指脚膝软弱之证，包括脚气和气脚。

【白话解】石斛滋养胃阴，调和胃气，亦能滋补肾阴，更能医治筋骨痿软。

【药性分析】甘，微寒。归胃、肾经。

【功效】益胃生津，滋阴清热。

【适应证】胃阴虚及热病伤津证；肾阴虚证。

【用量用法】水煎服，6~12克。鲜用，15~30克。

【使用注意】温热病早期阴未伤者、湿温病未化燥者、脾胃虚寒者均禁服。

【附方】1. 石斛夜光丸（《原机启微》卷下）　天门冬（焙）、人参、茯苓各二两，五味（炒）半两，干菊花七钱，麦门冬、熟地黄各一两，菟丝子（酒浸）、干山药、枸杞各七钱，牛膝（浸）、杏仁（去皮尖）各七钱半，生地黄一两，蒺藜、石斛、苁蓉、川芎、炙草、枳壳（麸炒）、青葙子、防风、黄连各半两，草决明八钱，乌犀（镑）、羚羊角（镑）各半两。功效：滋补肾阴，养肝明目。主治：肾阴亏虚，目暗不明。

2. 太清饮（《景岳全书》卷五十一）　知母、石斛、木通各一钱半，石膏（生用）五七钱（或加麦门冬）。功效：益胃生津，滋阴清热。主治：胃火烦热，发狂、发斑、呕吐者。

【歌括】观乎商陆治肿

【白话解】观察发现商陆能消肿散结，治疗水肿。

【药性分析】苦，寒。有毒。归肺、脾、肾、大肠经。

【功效】泻下逐水，消肿散结。

【适应证】水肿，臌胀。疮痈肿毒。

【用量用法】水煎服，5～10克。醋制以降低毒性。外用适量。

【使用注意】孕妇忌用。

【附方】1. 疏凿饮子(《严氏济生方》) 泽泻、商陆、赤小豆（炒）、羌活（去节）、大腹皮、椒目、木通、秦艽（去芦）、茯苓皮、槟榔各等份。功效：泻下逐水，疏风发表。主治：水湿壅盛。遍身水肿，喘呼口渴，二便不利。

2. 五苓加附子商陆汤(《观聚方要补》卷二) 五苓散、五味各一钱，附子七分，商陆二钱。功效：利小便。主治：水气肿满，小便不利。

【歌括】覆盆子益精

【白话解】覆盆子可以固肾益精。

【药性分析】甘、酸，微温。归肝、肾经。

【功效】固精缩尿，益肝肾明目。

【适应证】遗精滑精，遗尿尿频。肝肾不足，目暗不明。

【用量用法】水煎服，5～10克。

【使用注意】外邪内侵、湿热下注的遗精、尿频等不宜用。

【附方】1. 五子衍宗丸(《摄生众妙方》卷十一) 甘州枸杞子八两，菟丝子（酒蒸，捣饼）八两，辽五味子（研碎）二两，覆盆子（酒洗，去目）四两，车前子（扬净）二两。功效：男服此药，填精补髓，疏利肾气，种子。主治：肾虚腰痛，尿后余沥，遗精早泄，阳痿不育。

2. 地黄丸(《鸡峰普济方》卷二十一)　熟地黄、牛膝各四两，干山药、覆盆子、枸杞子各二两半。功效：益肝肾，明目。主治：眼昏涩。

【歌括】琥珀安神而散血

【白话解】琥珀镇惊安神，活血散瘀。

【药性分析】甘，平。归心、肝、膀胱经。

【功效】镇惊安神，活血散瘀，利尿通淋。

【适应证】心神不宁，心悸失眠，惊风，癫痫。痛经经闭，心腹刺痛，癥瘕积聚。淋证，癃闭。

【用量用法】研末冲服，或入丸、散，每次1.5～3克。外用适量。不入煎剂。忌火煅。

【使用注意】只宜暂用，不宜久服。

【附方】1. 琥珀丸(《太平圣惠方》卷七十九)　琥珀(细研)一两，没药一两，当归(剉，微炒)一两，赤芍药一两，京三棱一两，鳖甲(涂醋，炙微黄)一两，虻虫(去翅足，微炒)一两，水蛭(炒令黄)一两。功效：破血消癥。主治：产后积聚成血瘕，致月水不通，小腹疼痛。

2. 琥珀安神丸(《活人心统》卷三)　琥珀、珍珠、生地、甘草各一钱，当归、黄连各三钱，朱砂二钱。功效：清心镇静安神。主治：病后虚烦不睡。

【歌括】朱砂镇心而有灵

【白话解】朱砂镇心安神之效显著。

【药性分析】甘，微寒。有毒。归心经。

【功效】清心镇惊，安神解毒。

【适应证】心神不宁，心悸，失眠；惊风，癫痫。疮疡肿毒，咽喉肿痛，口舌生疮。

【用量用法】内服，只宜入丸、散服，每次 0.1～0.5 克。外用适量。不宜入煎剂。

【使用注意】本品有毒，不宜久服、多服，内服不可过量或持续服用，孕妇及肝功能不全者禁服。入药只宜生用，忌火煅。

【附方】1. 朱砂安神丸（《内外伤辨惑论》卷中）　朱砂（另研，水飞为衣）五钱，甘草五钱五分，黄连（去须净，酒洗）六钱，当归（去芦）二钱五分，生地黄一钱五分。功效：镇心安神，泻火养阴。主治：心火偏亢，阴血不足证。心神烦乱，失眠多梦，惊悸怔忡，舌红，脉细数。

2. 神曲丸（《备急千金要方》卷六）　神曲四两，磁石（研）二两，光明砂（研）一两。功效：重镇安神，潜阳明目。主治：水火不济。心悸失眠，耳鸣耳聋，视物昏花。亦治癫痫。

【歌括】牛膝强足补精，兼疗腰痛

【白话解】牛膝补益肾精，强足膝，还可治疗腰痛。

【药性分析】苦、甘、酸，平。归肝、肾经。

【功效】活血通经，补肝肾，强筋骨，利水通淋，引火（血）下行。

【适应证】瘀血阻滞之经闭、痛经、经行腹痛、胞衣不下，跌扑伤痛。腰膝酸痛，下肢痿软。淋证，水肿，小便不利。头痛眩晕，齿痛，口舌生疮，吐血衄血。

【用量用法】水煎服，6～15 克。活血通经、利水通淋、引火（血）下行宜生用；补肝肾、强筋骨宜酒炙用。

【使用注意】本品为动血之品，性专下行，孕妇及月经过多者忌服。中气下陷，脾虚泄泻，下元不固，多梦遗精者慎用。

【附方】1. 玉女煎（《景岳全书》卷五十一）　生石膏三至五钱，熟地三至五钱或一两，麦冬二钱，知母、牛膝各一钱半。功效：清胃火，滋肾阴。主治：胃热阴虚证。烦热干渴，头痛，牙痛，或有牙齿松动，牙龈出血，舌红苔黄且干。亦治消渴，消谷善饥等。

2. 三妙丸（《医学正传》卷五）　黄柏（切片，酒拌，略炒）四两，苍术（米泔浸一二宿，细切，焙干）六两，川牛膝（去芦）二两。功效：清热，燥湿。主治：肝肾不足，湿热下注，腰腿疼痛麻木，脚气，湿疮，淋病，白带。

【歌括】龙骨止汗住泄，更治血崩

【白话解】龙骨收涩止汗、止泻，更可治疗血崩。

【药性分析】甘、涩，平。归心、肝、肾经。

【功效】镇惊安神，平肝潜阳，收敛固涩。

【适应证】心神不宁，心悸失眠，惊痫癫狂。肝阳眩晕。滑脱诸证；湿疮痒疹，疮疡久溃不敛。

【用量用法】水煎服，15～30克；宜先煎。外用适量。镇静安神，平肝潜阳多生用。收敛固涩宜煅用。

【使用注意】湿热积滞者不宜使用。

【附方】1. 止汗粉（《痘学真传》卷七）　牡蛎粉一两，龙骨（煅粉）二钱五分，浮麦（炒）五钱。功效：敛汗。主治：汗多出。

2. 固冲汤（《医学衷中参西录》）　白术（炒）一两，生黄芪六钱，龙骨（捣细）八钱，牡蛎（捣细）八钱，萸肉（去净核）八钱，生杭芍四钱，海螵蛸（捣细）四钱，茜草三钱，棕边炭二钱，五倍子（轧细药汁送服）五分。功效：益气健脾，固冲摄血。主治：妇女血崩。

【歌括】甘松理风气而痛止

【白话解】甘松行气祛风而使止疼痛。

【药性分析】辛、甘，温。归脾、胃经。

【功效】行气止痛，开郁醒脾。

【适应证】脘腹闷胀，疼痛。思虑伤脾，不思饮食。湿脚气。

【用量用法】水煎服，3~6克。外用适量，泡汤漱口、煎汤洗脚或研末敷患处。

【使用注意】气虚血热者忌服。

【附方】1. 甘松汤（《普济方》卷二四二）荷叶心，藁本，甘松。功效：收湿拔毒。主治：湿脚气。

2. 甘松香丸（《鸡峰普济方》卷十八）半夏曲、天南星各二两，甘松一两，陈橘皮一两半。功效：行气健脾化痰。主治：痰眩。

【歌括】蒺藜疗风疮而目明

【白话解】蒺藜祛风疗疮，又能明目。

【药性分析】辛、苦，微温。有小毒。归肝经。

【功效】平肝疏肝，祛风明目。

【适应证】肝阳上亢，头晕目眩；胸胁胀痛，乳闭胀痛。风热上攻，目赤翳障；风疹瘙痒，白癜风。

【用量用法】水煎服，6~9克；或入丸、散剂。外用适量。

【使用注意】孕妇慎用。

【附方】1. 白蒺藜散(《银海精微》卷上) 白蒺藜、菊花、蔓荆子、草决明、甘草 (炙)、连翘、青葙子各等份。功效：平肝疏肝，祛风明目。主治：肝风目暗疼痛。肝肾虚热生风，目赤涩多泪。

2. 解风丸(《疮疡经验全书》卷三) 荆芥穗、防风、白蒺藜、苦参、胡麻子、薄荷各等份。功效：祛风除湿止痒。主治：大麻风。

【歌括】人参润肺宁心，开脾助胃

【白话解】人参润肺，宁心安神，补益脾胃。

【药性分析】甘、微苦，平。归肺、脾、心经。

【功效】大补元气，补脾益肺，生津，安神益智。

【适应证】元气虚脱证。肺脾心肾气虚证。热病气虚津伤口渴及消渴证。

【用量用法】水煎服，3～19 克；挽救虚脱可用 15～30 克。宜文火另煎分次兑服。野山参研末吞服，每次 2 克，日服 2 次。

【使用注意】不宜与藜芦同用。

【附方】1. 独参汤(《景岳全书》卷八) 人参。功效：大补元气，复脉固脱。主治：因大汗、大泻、大失血或大病、久病所致元气虚极欲脱，气短神疲，脉微欲绝的危重证候。

2. 白虎加人参汤(《伤寒论》) 知母六两，石膏 (碎，绵裹) 一斤，甘草 (炙) 二两，粳米六合，人参三两。功效：清热，益气，生津。主治：伤寒、温病、暑病气分热盛，津气两伤，身热而渴，汗出恶寒，脉虚大无力；火热迫肺，上消多饮者。

【歌括】 蒲黄止崩治衄，消瘀调经

【白话解】蒲黄止血治疗衄血，活血化瘀调经。

【药性分析】甘，平。归肝、心包经。

【功效】止血，化瘀，利尿。

【适应证】出血证。瘀血痛证。血淋尿血。

【用量用法】水煎服，3～10克，包煎。外用适量，研末外掺或调敷。止血多炒用，化瘀、利尿多生用。

【使用注意】孕妇慎服。

【附方】1. 失笑散(《太平惠民和剂局方》卷九) 蒲黄（炒香）、五灵脂（酒研，淘去砂土）各等份。功效：活血祛瘀，散结止痛。主治：瘀血停滞。心胸或脘腹刺痛，或产后恶露不行，或月经不调，少腹急痛等。

2. 蒲黄丸(《圣济总录》卷一五二) 蒲黄（微炒）三两，龙骨二两半，艾叶一两。功效：活血敛血止血。主治：妇人月候过多，血伤漏下不止。

【歌括】 岂不以南星醒脾，祛惊风痰吐之忧

【白话解】为什么不用天南星来燥湿醒脾，去除惊风痰邪的病患。

【药性分析】苦、辛，温。有毒。归肺、肝、脾经。

【功效】燥湿化痰，祛风解痉。外用散结消肿。

【适应证】湿痰，寒痰证。风痰眩晕、中风、癫痫、破伤风。痈疽肿痛，蛇虫咬伤。

【用量用法】水煎服，3～10克，多制用。外用适量。

【使用注意】阴虚燥痰及孕妇忌用。

【附方】1. 五痫丸(《杨氏家藏方》卷二) 天南星（炮）一两，乌蛇（酒浸一宿，去皮骨，焙干称）一两，朱砂（别研）一分，全蝎（去毒）二钱，半夏（汤浸七次）二两，雄黄（研）一钱半，蜈蚣（去头足，炙）半条，白僵蚕（炒去丝嘴）一两半，白附子（炮）半两，麝香（别研）二字，白矾一两，皂角（捶碎，用水半升，接汁去滓，与白矾一处熬干为度，研）四两。功效：祛风痰，止痉厥。主治：癫痫朝发，不问久新。

2. 导痰汤(《传信适用方》卷一引皇甫坦方) 半夏（汤洗七次）四两，天南星（细切，姜汁浸）一两，枳实（去瓤）一两，橘红、赤茯苓各一两。功效：燥湿化痰。主治：痰凝气滞，胸膈痞塞，胁肋胀满，头痛吐逆，痰嗽喘急，不思饮食，以及头晕，不寐，短气，谵语，中风，痰厥，痰呃。

【歌括】三棱破积，除血块气滞之症

【白话解】三棱破气消积，除去气血积滞病证。

【药性分析】辛、苦，平。归肝、脾经。

【功效】破血行气，消积止痛。

【适应证】癥瘕积聚、经闭及心腹瘀痛。食积脘腹胀痛。

【用量用法】水煎服，3～10克。醋制后可加强祛瘀止痛作用。

【使用注意】孕妇及月经过多忌用。

【附方】1. 三棱丸(《圣济总录》卷一七六) 京三棱（剉）、石三棱（剉）、鸡爪三棱（剉）、蓬莪术（剉）各半两，木香一分。功效：行气消积。主治：小儿脾积气。

2. 三棱散(《嵩崖尊生全书》卷七) 三棱八钱，川芎四钱，大黄（醋煨）一钱。功效：破血行气，消积止痛。主治：一切积聚。气痛。

【歌括】没食子①主泄泻而神效

【注释】

①没食：没食子。为没食子蜂科昆虫没食子蜂的幼虫，寄生于壳斗科植物没食子树幼枝上所产生的虫瘿。

【白话解】没食子治疗泄泻疗效神奇。

【药性分析】苦，温。归肺、脾、肾经。

【功效】涩肠，固精，止咳，止血，敛疮。

【适应证】久泻久痢。遗精，盗汗。咳嗽。咯血，便血，痔血，创伤出血。疮疡久不收口，口疮，齿痛。

【用量用法】内服：煎汤，5~10克；或入丸、散。外用：适量，研末、外撒或调敷。

【使用注意】凡泻痢初起，湿热内郁或有积滞者忌服。

【附方】1. 没石子散（《普济方》二百十一）　没石子半两，黄连一两，干姜一钱，白茯苓半两，当归一两，浓朴一两。功效：活血解毒止痢。主治：痢白多赤少。

2. 立止牙痛散（《全国中药成药处方集》南京方）　没食子四钱，生石膏四钱，煅硼砂三钱，玄明粉一钱五分，冰片五分，飞朱砂七分。主治：风火牙痛。

【歌括】皂角治风痰而响应①

【注释】

①响应：比喻见效快。

【白话解】皂角治疗风痰效果快捷。

【药性分析】辛、咸，温。有小毒。归肺、大肠经。

【功效】祛顽痰，通窍开闭，祛风杀虫。

【适应证】顽痰阻肺，咳喘痰多。中风，痰厥，癫痫，喉痹痰盛。

【用量用法】研末服，1～1.5 克；亦可入汤剂，1.5～5 克。外用适量。

【使用注意】内服剂量不宜过大，以免引起呕吐、腹泻。本药辛散走窜之性强，非顽疾证实体壮者慎用。孕妇、气虚阴亏及有出血倾向者忌用。

【附方】1. 皂角丸(《普济方》卷一五八引鲍氏方)
白矾 (半生半枯) 一两，牵牛 (去头尾) 二两，皂角 (去皮弦子，羊油炙) 二两。功效：除风理气破滞，开膈进食。主治：痰嗽停饮。胸膈不利。

2. 稀涎散(《医方类聚》卷二十引《济生续方》)　半夏 (大者，生，切片) 十四枚，猪牙皂角 (炙) 一条。功效：祛痰开窍。主治：中风痰涎壅闭，或寒热结胸，或中湿肿满。

【歌括】桑螵蛸^①疗遗精之泄

【注释】

①桑螵蛸（piāo xiāo）：桑螵蛸为螳螂科昆虫大刀螂、小刀螂或巨斧螳螂的卵鞘。

【白话解】桑螵蛸治疗遗精滑泄。

【药性分析】甘、咸，平。归肝、肾经。

【功效】固精缩尿，补肾助阳。

【适应证】遗精滑精，遗尿尿频，白浊。阳痿。

【用量用法】水煎服，6～10 克。

【使用注意】本品助阳固涩，故阴虚多火，膀胱有热而小便频数者忌用。

【附方】1. 桑螵蛸丸（《太平圣惠方》卷五十三） 桑螵蛸（微炒）一两，菟丝子（汤浸三日，曝干，别捣为末）半两，熟干地黄二两，山茱萸三分，黄连（去须）一两。功效：补肾摄精，泻火解毒。主治：肾水不足，热毒炽盛，致成癃闭。小便白浊，久不愈者。

2. 桑螵蛸散（《本草衍义》卷十七） 桑螵蛸一两，远志一两，石菖蒲一两，人参一两，茯神一两，当归一两，龙骨一两，龟甲（醋炙）一两。功效：调补心肾，涩精止遗。主治：心肾两虚。小便频数，或如米泔色，心神恍惚，健忘食少，以及遗尿、滑精等。

【歌括】鸭头血医水肿之盛

【白话解】鸭头血治疗水肿明显者。

【药性分析】甘、咸，寒。归肾、膀胱经。

【功效】利水消肿。

【适应证】水肿尿涩，咽喉肿痛。

【用量用法】连鸭头同用。现已少用。

【附方】1. 鸭头丸（《医方类聚》卷一二八引《严氏济生方》） 甜葶苈（略炒）、猪苓（去皮）、汉防己各一两。上为细末，绿头鸭血为丸，如梧桐子大。功效：利水消肿。主治：水肿。面赤烦渴，面目肢体悉肿，腹胀喘急，小便涩少。

2. 鸭血酒（《竹林女科》卷一） 白鸭一只。用铜刀取血。调热陈老酒服。功效：开胃。主治：妇人经来胃气不开，潮热，旬日不思饮食。

【歌括】蛤蚧治劳嗽

【白话解】蛤蚧治疗肺肾虚嗽。

【药性分析】咸，平。归肺、肾经。

【功效】补肺益肾，纳气平喘，助阳益精。

【适应证】肺虚咳嗽，肾虚作喘，虚劳喘咳。肾虚阳痿。

【用量用法】水煎服，5～10克；研末每次1～2克，日三次；浸酒服用1～2对。

【使用注意】风寒或实热咳喘忌服。

【附方】1. 蛤蚧丸（《太平圣惠方》卷二十七） 蛤蚧（头尾全者，涂酥，炙令黄）一对，贝母（煨微黄）一两，紫菀（去苗土）一两，杏仁（汤浸，去皮尖双仁，拨炒微黄）一两，鳖甲（涂醋，炙令黄，去裙襕）二两，皂荚仁（炒令焦黄）一两，桑根白皮（剉）一两。功效：补肺气，平咳喘。主治：虚劳咳嗽，及肺壅上气。

2. 人参蛤蚧散（《杨氏家藏方》卷十） 蛤蚧（蜜炙）一对，人参（去芦头）、百部、款冬花（去梗）、贝母（去心）、紫菀茸各半两，阿胶（蛤粉炒）、柴胡（去苗）、肉桂（去粗皮）、黄芪（蜜炙）、甘草（炙）、鳖甲（醋炙）、杏仁（汤浸，去皮尖）、半夏（生姜汁制）各一分。功效：补肺益肾，止咳定喘。主治：虚劳咳嗽咯血，潮热盗汗，不思饮食。

【歌括】牛蒡子疏风壅之痰

【白话解】牛蒡子疏散风热，宣肺祛痰。

【药性分析】辛、苦，寒。归肺、胃经。

【功效】疏散风热，宣肺祛痰，利咽透疹，解毒消肿。

【适应证】风热感冒，温病初起。麻疹不透，风疹瘙痒。

痈肿疮毒，丹毒，痄腮喉痹。

【用量用法】水煎服，6～12克。炒用可使其苦寒及滑肠之性略减。

【使用注意】本品性寒，滑肠通便，气虚便溏者慎用。

【附方】1. 牛蒡散(《普济方》卷四〇四)　牛蒡子(炒)一两，荆芥二两半，白芷半两，全蝎三钱，甘草·(炙)三钱，防风半两。功效：凉膈祛痰，利咽透疹。主治：小儿斑疮，及疹痘未出，一切毒疮，咽喉肿痛。

2. 牛蒡子散(《太平圣惠方》卷三十六)　牛蒡子(微炒)一两，甘草(炙微赤，剉)一分。功效：解毒疗疮。主治：口疮久不愈。

【歌括】全蝎主风瘫

【白话解】全蝎主治中风瘫痪。

【药性分析】辛，平。有毒。归肝经。

【功效】息风镇痉，攻毒散结，通络止痛。

【适应证】痉挛抽搐。疮疡肿毒，瘰疬结核。风湿顽痹。顽固性偏正头痛。

【用量用法】水煎服，3～6克。研末吞服，每次0.6～1克。外用适量。

【使用注意】本品有毒，用量不宜过大。孕妇慎用。

【附方】1. 牵正散(《杨氏家藏方》卷一)　白附子、白僵蚕、全蝎(去毒)各等份(并生用)。功效：祛风化痰，通络止痉。主治：风痰阻络之口眼喎斜。

2. 乌蝎散(《医学入门》卷六)　人参、白术、茯苓、甘草、川乌、全蝎、南星各一分。功效：健脾止泻，息风止痉。

主治：小儿已传慢惊，外无八候，但吐泻不止者。

【歌括】酸枣仁去怔忡之病

【白话解】酸枣仁治疗心悸怔忡疾患。

【药性分析】甘、酸，平。归心、肝、胆经。

【功效】养心益肝，安神，敛汗。

【适应证】心悸失眠。自汗、盗汗。

【用量用法】水煎服，9～15克。研末吞服，每次1.5～2克。本品炒后质脆易碎，便于煎出有效成分，可增强疗效。

【使用注意】凡有实邪郁火及患有滑泄症者慎服。

【附方】1. 酸枣仁汤（《金匮要略》）酸枣仁二升，甘草一两，知母二两，茯苓二两，川芎二两。功效：养血安神，清热除烦。主治：虚劳，虚烦不得眠。盗汗。

2. 归脾汤（《严氏济生方》）白术、茯苓（去木）、黄芪（去芦）、龙眼肉、酸枣仁（炒，去壳）各一两，人参、木香（不见火）各半两，甘草（炙）二钱半。功效：养气补血，健脾养心。主治：心脾两虚；思虑伤脾，健忘怔忡，吐血下血。脾不能统摄血，以致妄行，或吐血下血。

【歌括】尝闻桑寄生益血安胎，且止腰痛

【白话解】曾闻桑寄生养血安胎，而且又可治疗肝肾不足腰酸腿疼。

【药性分析】苦、甘，平。归肝、肾经。

【功效】祛风湿，补肝肾，强筋骨，安胎。

【适应证】风湿痹证。崩漏经多，妊娠漏血。胎动不安。

【用量用法】水煎服，9～15克。

【附方】1. 独活寄生汤（《备急千金要方》卷八）　独活三两，寄生、杜仲、牛膝、细辛、秦艽、茯苓、桂心、防风、川芎、人参、甘草、当归、芍药、干地黄各二两。功效：祛风湿，止痹痛，益肝肾，补气血。主治：痹证日久，肝肾两亏，气血不足，腰膝疼痛，肢节屈伸不利，或麻木不仁，畏寒喜温，心悸气短，舌淡苔白，脉象细弱。

2. 桑寄生散（《太平圣惠方》卷七十七）　桑寄生、当归（剉，微炒）、川芎、人参（去芦头）、甘草（炙微赤，剉）各一两。功效：安胎止痛。主治：胎动逼心，烦闷欲绝。

【歌括】大腹子①去膨下气，亦令胃和
【注释】
①大腹子：即槟榔。其功能主治等详见槟榔。
【白话解】大腹子下气消除脘腹胀满，亦能消食和胃。

【歌括】小草①、远志，俱有宁心之妙
【注释】
①小草：远志的地上部分，《博物志》卷七："远志苗曰小草，根曰远志。"具有祛痰、安神、消痈之功。临床用于咳嗽痰多、虚烦、惊恐、梦遗失精、胸痹心痛、痈肿疮疡等病证。但今人基本只用远志，少用小草。
【白话解】小草、远志均有较好的宁心安神功效。
【药性分析】苦、辛，温。归心、肾、肺经。
【功效】安神益智，祛痰开窍，消散痈肿。
【适应证】失眠多梦，心悸怔忡，健忘。癫痫惊狂，咳嗽痰多。痈疽疮毒，乳房肿痛，喉痹。

【用量用法】水煎服，3 ~ 9 克。外用适量。化痰止咳宜炙用。

【使用注意】凡实热或痰火内盛者，以及有胃溃疡或胃炎者慎用。

【附方】1. 不忘散（《备急千金要方》卷十四，名见《证治准绳·类方》） 菖蒲二分，茯苓、茯神、人参各五分，远志七分。功效：令人不忘。主治：健忘症。

2. 远志丸（《圣济总录》卷四十三） 远志（去心）一两半，麦门冬（去心）一两，人参、熟干地黄（焙）、地榆、甘草（炙）各半两。功效：镇心安神。主治：精神恍惚，坐卧不宁。

【歌括】木通、猪苓，尤为利水之多

【白话解】木通、猪苓更有通利水道的妙用。

【药性分析】木通：苦，寒。有毒。归心、小肠、膀胱经。猪苓：甘、淡，平。归肾、膀胱经。

【功效】木通：利尿通淋，清心火，通经下乳。猪苓：利水消肿，渗湿。

【适应证】木通：热淋涩痛、水肿；口舌生疮，心烦尿赤；经闭乳少。猪苓：水肿，小便不利，泄泻。

【用量用法】木通：水煎服，3 ~ 6 克。猪苓：水煎服，6 ~ 12 克。

【使用注意】木通：本品有毒，故用量不宜过大，也不宜久服，肾功能不全者及孕妇忌服，内无湿热者、儿童与年老体弱者慎用。

【附方】1. 导赤散（《小儿药证直诀》卷下） 木通、生地黄、生甘草各等份。功效：清心利水养阴。主治：心经火热证。

2. 猪苓汤(《伤寒论》)　茯苓、猪苓、泽泻、阿胶、滑石各一两。功效：利水，养阴，清热。主治：水热互结证。

【歌括】莲肉有清心醒脾之用
【白话解】莲子肉具有清心醒脾的功效。
【药性分析】甘、涩，平。归脾、肾、心经。
【功效】固精止带，补脾止泻，益肾养心。
【适应证】遗精，滑精；带下。脾虚泄泻。心悸，失眠。
【用量用法】水煎服，10～15克。去心打碎用。
【使用注意】中满痞胀及大便燥结者忌服。
【附方】1. 莲肉散(《奇效良方》卷三十四)　莲肉、益智仁、龙骨(五色者)各等份。功效：益肾固精。主治：小便白浊，梦遗泄精。

2. 参苓白术散(《太平惠民和剂局方》卷三)　莲子肉(去皮)一斤，薏苡仁一斤，缩砂仁一斤，桔梗一斤，白扁豆一斤半，白茯苓二斤，人参二斤，甘草二斤，白术二斤，山药二斤。功效：益气健脾，渗湿止泻。主治：脾虚湿盛证。

【歌括】没药乃治疮散血之科
【白话解】没药属治疗疮肿、活血化瘀的药物。
没药有活血散瘀、消肿生肌之功，可治疗疮疡痈肿。
【药性分析】辛、苦，平。归心、肝、脾经。
【功效】活血止痛，消肿生肌。
【适应证】跌打损伤，疮疡痈肿。气滞血瘀之痛证。
【用量用法】水煎服，3～10克。外用适量。
【使用注意】胃弱者慎用，孕妇及无瘀滞者忌用。

【附方】1. 没药丸(《圣济总录》卷一四四)　没药（研）、丹砂（研）、牛膝（酒浸，焙，捣罗为末）各一两。功效：活血消肿止痛。主治：筋骨伤折疼痛。

2. 来痛饮(《仙拈集》卷三)　当归、元胡、红花、没药各等份。功效：活血行气止痛。主治：妇人经水欲来作痛者。

【歌括】郁李仁润肠宣水，去浮肿之疾

【白话解】郁李仁润肠通便，利水消肿，可治浮肿疾患。

【药性分析】辛、苦、甘，平。归脾、大肠、小肠经。

【功效】润肠通便，利水消肿。

【适应证】肠燥便秘。水肿胀满及脚气浮肿。

【用量用法】水煎服，6～12克。

【使用注意】孕妇慎用。

【附方】1. 郁李仁丸（《小儿卫生总微论方》卷十六）郁李（汤浸，去皮）二两，大黄一两，槟榔三两，青皮（去瓤）半两。功效：行气利水通便。主治：大小便秘涩不通。

2. 郁李仁汤(《圣济总录》卷一七四)　郁李仁（汤浸，去皮尖，炒，捣研）一两半，大黄（煨，剉）一两半，柴胡（去苗）一两半，芍药一两，猪苓（去黑心）一两，泽泻一两，赤茯苓（去黑皮）一两一分，黄芩（去黑皮）一两一分，麻黄（去根节）一分，升麻三分，杏仁（汤浸，去皮尖双仁，炒，研）三分，鳖甲（去裙襕，醋炙）三分。功效：利水消肿。主治：小儿通体肿满，腹胀气喘。

【歌括】茯神宁心益智，除惊悸之疴①

【注释】

①疴（kē）：疾病。

【白话解】茯神具有宁心安神益智之功，可去除心悸、怔忡疾患。

【药性分析】甘、淡，平。归心、脾、肾经。

【功效】宁心安神。

【适应证】心神不安、惊悸、健忘等。

【用量用法】水煎服，9～15克。

【使用注意】虚寒精滑者忌服。

【附方】1. 茯神四逆汤(《医醇剩义》卷一)　茯神二钱，附子三钱，干姜一钱，人参二钱，甘草五分，木香六分，砂仁一钱。功效：温里散寒，止痛，安神。主治：真心痛，水来克火，寒邪直犯君主，脘痛，呕吐，身冷，手足青至节，甚则旦发夕死。

2. 茯神丸(《杨氏家藏方》卷十)　人参（去芦头）、茯神（去木）、黄芪（蜜炙）、熟干地黄（洗，焙）、当归（洗，焙）、酸枣仁（去皮，炒）、朱砂（别研，一半入药，一半为衣）各等份。功效：益气养血，宁心安神。主治：心虚血少，神不守舍，多惊恍惚，睡卧不宁。

【歌括】白茯苓补虚劳，多在心脾之有眚[①]

【注释】

①眚（shěng）：本指目病生翳，此指一般疾患。

【白话解】白茯苓有补益之功，多用于心脾有疾。

【药性分析】甘、淡，平。归心、脾、肾经。

【功效】利水消肿，渗湿，健脾，宁心。

【适应证】水肿，痰饮。脾虚泄泻。心悸，失眠。

【用量用法】水煎服，9～15克。

【使用注意】虚寒精滑者忌服。

【附方】1. 五苓散(《伤寒论》)　猪苓(去皮)、白术、茯苓各十八铢，泽泻一两六铢，桂枝(去皮)半两。功效：利水渗湿，温阳化气。主治：蓄水证，头痛微热，小便不利，烦渴欲饮，甚则水入即吐，舌苔白，脉浮或浮数。

2. 四君子汤(《太平惠民和剂局方》卷三)　人参(去芦)、甘草(炙)、茯苓(去皮)、白术各等份。功效：益气健脾。主治：荣卫气虚，脏腑怯弱，心腹胀满，全不思食，肠鸣泄泻，呕哕吐逆。

【歌括】赤茯苓破结血，独利水道以无毒

【白话解】赤茯苓无毒，破瘀散结，功擅通利水道。

【药性分析】甘、淡，平。归心、脾、膀胱经。

【功效】行水，利湿热。

【适应证】小便不利，淋浊，泻痢。

【用量用法】内服：煎汤，6~12克；或入丸、散。

【使用注意】虚寒精滑或气虚下陷者忌服。

【附方】1. 茯苓汤(《鸡峰普济方》卷十二)　赤茯苓、沉香各一两。功效：祛湿，行气，通淋。主治：小便白浊不利，时作痛。

2. 赤茯苓汤(《朱氏集验方》卷五)　赤茯苓(去皮)一两，半夏(炮)一两，茯神(去木)一两，陈皮一两，麦子一两，沉香半两，甘草半两，槟榔半两。功效：行气化饮，宁心安神。主治：停饮于胃，怔忡不已。

【歌括】因知麦芽有助脾化食之功

【白话解】由此知道麦芽具有健脾胃，助消化的功效。

【药性分析】甘，平。归脾、胃、肝经。

【功效】消食健胃，回乳消胀。

【适应证】米面薯芋食滞证。断乳、乳房胀痛。

【用量用法】水煎服，10～15 克，大剂量 30～120 克。生麦芽功偏消食健胃；炒麦芽多用于回乳消胀。

【使用注意】授乳期妇女不宜使用。

【附方】1. 健脾丸(《证治准绳·类方》) 白术（白者，炒）二两半，木香（另研）七钱半，黄连（酒炒）七钱半，甘草七钱半，白茯苓（去皮）二两，人参一两五钱，神曲（炒）一两，陈皮一两，砂仁一两，麦芽（炒，取面）一两，山楂（取肉）一两，山药一两，肉豆蔻（面裹煨熟，纸包捶去油）一两。功效：健脾和胃，消食止泻。主治：脾虚食积证。

2. 回乳四物汤(《外科正宗》卷三) 川芎、当归、白芍、熟地各二钱，麦芽二两（炒，为粗末）。功效：补血行血，回乳消胀。主治：产妇无儿吃乳，乳房肿胀坚硬，疼痛难忍。

【歌括】小麦有止汗养心之力

【白话解】小麦有固表止汗、养心的效果。

【药性分析】甘，凉。归心经。

【功效】固表止汗，益气，除热。

【适应证】自汗，盗汗。骨蒸劳热。

【用量用法】水煎服，15～30 克；研末服，3～5 克。

【使用注意】表邪汗出者忌用。

【附方】1. 甘麦大枣汤(《金匮要略》) 甘草三两，小麦一升，大枣十枚。功效：补益心脾，宁心安神。主治：妇人脏躁，喜悲伤欲哭，象如神灵所作，数欠伸。

2. 厚朴麻黄汤(《金匮要略》) 厚朴五两，麻黄四两，石膏如鸡子大，杏仁半升，半夏半升，干姜二两，细辛二两，小麦一升，五味子半升。功效：宣肺化饮，清热止咳。主治：咳而脉浮。咳而大逆，上气胸满，喉中不利，如水鸡声，其脉浮者。

【歌括】白附子去面风之游走

【白话解】白附子擅于去除面部游走之风邪。

【药性分析】辛、甘，温。有毒。归胃、肝经。

【功效】燥湿化痰，止痉，止痛，解毒散结。

【适应证】中风痰壅，口眼㖞斜、惊风癫痫、破伤风。痰厥头痛、眩晕。瘰疬痰核，毒蛇咬伤。

【用量用法】水煎服，3～5克；研末服0.5～1克，宜炮制后用。外用适量。

【使用注意】本品辛温燥烈，阴虚血虚动风或热盛动风者、孕妇均不宜用。生品一般不内服。

【附方】1. 玉真散(《全国中药成药处方集》兰州方) 生白附子一两二钱，天麻一两，生南星一两，白芷一两，防风一两，生半夏一两，冰片五钱，羌活一两。功效：预防破伤风。主治：跌打损伤。

2. 白附散(《小儿卫生总微论方》卷十) 白附子、藿香叶（去上）各等份。功效：祛风痰，止喘逆。主治：小儿吐逆不定，虚风喘急。

【按】白附子之名，最早见于《名医别录》。但据考证历代本草所载者为毛茛科植物黄花乌头的块根，称关白附。至于天南星科的独角莲（禹白附）何时收载入药尚待进一步考证。两种白附子均能祛风痰解痉，但禹白附毒性较小，又能解毒散结。现已作为白附子的正品广泛应用，亦即白附子即禹白附说法的来历；而关白附毒性大，功效偏于散寒湿止痛，现已较少应用。

【歌括】大腹皮①治水肿之泛溢

【注释】

①大腹皮为棕榈科植物槟榔的果皮。

【白话解】大腹皮善治水邪泛溢肌肤的水肿。

【药性分析】辛，微温。归脾、胃、大肠、小肠经。

【功效】行气宽中，利水消肿。

【适应证】胃肠气滞，脘腹胀闷，大便不爽。水肿胀满，脚气浮肿，小便不利。

【用量用法】水煎服，4.5～9克。

【使用注意】气虚体弱者慎服。

【附方】1. 五皮散(《太平惠民和剂局方》卷三) 五加皮、地骨皮、生姜皮、大腹皮、茯苓皮各等份。功效：行气化湿，利水消肿。主治：用于全身水肿，胸腹胀满，小便不利以及妊娠水肿等。

2. 大腹汤(《圣济总录》卷八十二) 大腹皮（剉）四枚，杏仁（汤浸，去皮尖双仁，拍碎）二十一枚。功效：宣降肺气，利水消肿。主治：脚气攻心烦满，及脚膝浮肿。

【歌括】椿根白皮主泻血

【白话解】椿根白皮止泻、止血。

【药性分析】苦、涩，寒。归大肠、肝经。

【功效】清热燥湿，收敛止带，止泻，止血。

【适应证】赤白带下。久泻久痢、湿热泻痢。崩漏经多，便血痔血。

【用量用法】水煎服，6～9克。外用适量。

【使用注意】脾胃虚寒者慎用。

【附方】1. 樗皮丸（《医学纲目》卷三十四） 芍药五钱，良姜（烧灰）三钱，黄柏（炒成炭）二钱，椿根皮一两半。功效：清热燥湿，收敛止带。主治：赤白带有湿热者。

2. 不换金散（《圣济总录》卷一四三） 槐实（及时采，炒）、臭椿根皮（剉，暴干）、荆芥穗各一两。功效：清热凉血止血。主治：肠风痔瘘，泻血久不愈。

【按】香者名椿，臭者名樗，历代本草多合并论述，二者功效相似，药用部位现多称为"椿根白皮""椿皮""椿根皮"等。古人论述颇多，"（椿、樗）二树形相似，樗木疏，椿木实，为别也。""椿、樗、栲，乃一木三种也。椿木皮细肌实而赤，嫩叶香甘可茹。樗木皮粗肌虚而白，其叶臭恶，歉年人或采食。栲木即樗之生山中者，木亦虚大，梓人亦或用之。然爪之如腐朽，故古人以为不材之木，不似椿木坚实，可入栋梁也。""椿、樗皆臭，但一种有花结子，一种无花不实。世以无花而木身大，其干端直者为椿，椿木用叶。其有花、荚而木身小，干多迂矮者为樗，樗用根及荚、叶。""盖椿皮入血分而性涩，樗皮入气功虽同，而涩利之效则异，正如茯苓、芍药，赤、白颇殊也。凡血分受病不足者，宜用椿皮；气分受病有郁者，宜用樗皮，此心得之微也。"

【歌括】桑根白皮主喘息

【白话解】桑根白皮主治咳嗽喘息。

【药性分析】甘，寒。归肺经。

【功效】泻肺平喘，利水消肿。

【适应证】肺热咳喘。水肿。

【用量用法】水煎服，5～15克。泻肺利水，平肝清火宜生用；肺虚咳嗽宜蜜炙用。

【使用注意】肺寒无火及风寒咳嗽禁服。

【附方】1. 泻白散（《小儿药证直诀》卷下）地骨皮、桑白皮（炒）各一两，甘草（炙）一钱。功效：清泻肺热，止咳平喘。主治：肺热喘咳证。

2. 桑白皮汤（《圣济总录》卷八十）桑根白皮（炙黄色，剉）五两，吴茱萸（水浸一宿，炒干）二两，甘草（炙）一两。功效：利水消肿。主治：水肿。通身皆肿。

【歌括】桃仁破瘀血兼治腰痛

【白话解】桃仁活血祛瘀，又可治疗腰痛。

【药性分析】苦、甘，平。有小毒。归心、肝、大肠经。

【功效】活血祛瘀，润肠通便，止咳平喘。

【适应证】瘀血阻滞病证，肺痈、肠痈。肠燥便秘。咳嗽气喘。

【用量用法】水煎服，5～10克，捣碎用；桃仁霜入汤剂宜包煎。

【使用注意】孕妇忌用。便溏者慎用。本品有毒，不可过量。

【附方】1. 复元活血汤（《医学发明》卷三）柴胡半两，栝楼根、当归各三钱，红花、甘草、穿山甲（炮，用代用品）各二钱，大黄（酒浸）一两，桃仁（酒浸，去皮尖，研如泥）五十个。功效：

活血祛瘀，疏肝通络。主治：跌打损伤。瘀血留于胁下，痛不可忍。

2. 双仁丸(《圣济总录》卷六十七)　桃仁半两，杏仁（并去双仁皮尖，炒）半两。功效：降气，止咳，平喘。主治：上气喘急。

【歌括】神曲①健脾胃而进饮食

【注释】

①神曲：为辣蓼、青蒿、杏仁等药加入面粉或麸皮混合后，经发酵而成的曲剂。为一种医治消化不良的良药。

【白话解】神曲补益脾胃而增进食欲。

【药性分析】甘、辛，温。归脾、胃经。

【功效】消食和胃。

【适应证】饮食积滞证。

【用量用法】水煎服，6～15克。消食宜炒焦用。

【附方】1. 神曲丸(《普济方》卷二〇八)　神曲（炒）二两，茱萸（汤泡七次却炒干）半两。功效：和胃止泻。主治：暴泻不止。

2. 内消丸(《寿世保元》卷三)　陈皮、青皮、三棱（煨）、莪术（煨）、神曲（炒）、麦芽（炒）、香附（炒）各等份。功效：行气消积除痞。主治：痞闷，气积，食积。

【歌括】五加皮坚筋骨以立行

【白话解】五加皮强筋健骨，改善运动障碍。

【药性分析】辛、苦，温。归肝、肾经。

【功效】祛风湿，补肝肾，强筋骨，利水。

【适应证】风湿痹证。筋骨痿软，小儿行迟，体虚乏力。水肿，脚气。

【用量用法】水煎服，4.5~9 克；或酒浸、入丸、散服。

【使用注意】阴虚火旺者慎服。

【附方】1. 五加皮散(《直指小儿方》卷四)　真五加皮一分，牛膝、酸木瓜（干）各半分。功效：补肝肾，强筋骨。主治：小儿行迟。

2. 五加皮散(《太平圣惠方》卷四十四)　五加皮一两，赤芍药一两，川大黄（剉碎，微炒）二两。功效：疏风，利筋脉。主治：腰痛强直，不能俯仰。

【歌括】柏子仁养心神而有益

【白话解】柏子仁功能养心安神。

【药性分析】甘，平。归心、肾、大肠经。

【功效】养心安神，润肠通便。

【适应证】心悸失眠。肠燥便秘。

【用量用法】水煎服，10~20 克。大便溏者宜用柏子仁霜代替柏子仁。

【使用注意】便溏及多痰者慎用。

【附方】1. 五仁丸(《世医得效方》卷六)　桃仁、杏仁（炒，去皮）各一两，柏子仁半两，松子仁一钱二分半，郁李仁（炒）一钱。功效：润肠通便。主治：精液枯竭，大肠秘涩，传导艰难。

2. 柏子仁丸(《鸡峰普济方》卷九)　柏子仁四分，人参、半夏、茯苓、牡蛎、五味子、白术、净麸各三分，木香一分。功效：健脾养心敛汗。主治：虚劳多汗。

【歌括】抑①又闻安息香辟恶，且止心腹之痛

【注释】

①抑：或者。

【白话解】安息香辟秽除恶，而且可治疗心腹疼痛。

【药性分析】辛、苦，平。归心、肝、脾经。

【功效】开窍醒神，豁痰辟秽，行气活血，止痛。

【适应证】中风痰厥，惊痫昏迷。产后血晕。心腹疼痛，风痹肢节痛。

【用量用法】内服：研末，0.3～1.5克；或入丸、散。

【使用注意】阴虚火旺者慎服。

【附方】1. 苏合香丸(《太平惠民和剂局方》卷三) 白术、青木香、乌犀屑、香附子 (炒去毛)、朱砂 (研，水飞)、诃黎勒 (煨，去皮)、白檀香、安息香 (别为末，用无灰酒一升熬膏)、沉香、麝香 (研)、丁香、荜茇各二两，龙脑 (研)、苏合香油 (入安息香膏内) 各一两，熏陆香 (别研) 一两。功效：芳香开窍，行气止痛。主治：寒闭证。突然昏倒，牙关紧闭，不省人事，苔白，脉迟；心腹卒痛，甚则昏厥。亦治中风、中气及感受时行瘴疠之气，属于寒闭证者。

2. 安息香汤(《鸡峰普济方》卷九) 安息香半两。功效：开窍醒神。主治：恶疰入心欲死。

【歌括】冬瓜仁醒脾，实为饮食之资

【白话解】冬瓜仁醒脾，又可作为食物之用。

【药性分析】甘，凉。归脾、小肠经。

【功效】清肺化痰，利湿排脓。

【适应证】肺热咳嗽。肺痈，肠痈，带下，白浊等证。

【用量用法】水煎服，10～15克。

【使用注意】久服易伤脾胃。

【附方】1. 苇茎汤(《备急千金要方》卷十七)　薏苡仁、瓜瓣各半升，桃仁三十枚，苇茎 (切，水二斗，煮取五升) 二升。功效：清肺化痰，逐瘀排脓。主治：痰热瘀血壅结之肺痈。

2. 冬瓜子散(《圣惠》卷四十)　冬瓜子仁 (微炒) 一两，柏子仁一两，白茯苓一两，葵子 (微炒) 一两，栀子仁二两，枳实 (麸炒微黄) 一两。功效：清热利湿排脓。主治：鼻面酒渣，如麻豆及疼痛，搔之黄水出。

【歌括】僵蚕治诸风之喉闭

【白话解】僵蚕治疗各种风痰所致喉痹。

【药性分析】咸、辛，平。归肝、肺、胃经。

【功效】祛风定惊，化痰散结。

【适应证】惊痫抽搐；风中经络，口眼㖞斜；风热头痛，目赤，咽痛，风疹瘙痒。痰核，瘰疬。

【用量用法】水煎服，5～9克。研末吞服，每次1～1.5克；散风热宜生用，其他多制用。

【使用注意】僵蚕内服可致过敏反应，出现痤疮样皮疹及过敏性皮疹，停药后多能消失。

【附方】1. 僵蚕散(《玉机微义》卷五十)　僵蚕半两，羌活一两，麝香半钱。功效：祛风通络，化痰开窍。主治：小儿中风，不语失音。关膈不通，精神昏愦。

2. 甘露散(《圣济总录》卷一二二)　白僵蚕 (炒)、天南星各等份。功效：散风热，止疼痛。主治：咽喉肿痛。

【歌括】 百合敛肺痨之嗽萎

【白话解】百合治疗肺痨之咳嗽。

【药性分析】甘，微寒。归肺、心、胃经。

【功效】养阴润肺，清心安神。

【适应证】肺阴虚证；阴虚有热之失眠心悸，百合病心肺阴虚内热证。

【用量用法】水煎服，6~12克。蜜炙可增加润肺作用。

【使用注意】风寒咳嗽及中寒便溏者忌服。

【附方】1. 百合固金汤(《周慎斋遗书》卷七)　熟地、生地、归身各三钱，白芍、甘草各一钱，桔梗、玄参各八分，贝母、麦冬、百合各一钱半。功效：养阴润肺，化痰止咳。主治：肺肾阴虚，虚火上炎之咳血证。

2. 百合鸡子汤(《金匮要略》)　百合（擘）七枚，鸡子黄一枚。功效：滋阴养胃，降逆除烦。主治：百合病，误吐之后，虚烦不安者。

【歌括】 赤小豆解热毒，疮肿宜用

【白话解】赤小豆清热解毒，适宜治疗疮肿。

【药性分析】甘、酸，微寒。归心、脾、肾、小肠经。

【功效】利水消肿退黄，清热解毒消痈。

【适应证】水肿，脚气，黄疸，淋病。便血，肿毒疮疡，癣疹。

【用量用法】内服：煎汤，10~30克；或入散剂。外用：适量，生研调敷；或煎汤洗。

【使用注意】逐津液，久食令人枯燥。

【附方】1. 豆连散(《圣济总录》卷一三三)　赤小豆、黄连（去须）各等份。功效：清热解毒消痈。主治：下注疮。

2. 赤小豆汤（《名家方选》）　赤小豆一合，商陆三钱，木通、桂枝各七分五厘，茯苓一钱五分。功效：利水消肿。主治：毒气内攻，水肿气急。

【歌括】枇杷叶下逆气，哕呕可医

【白话解】枇杷叶降肺胃上逆之气，可治疗咳嗽、呕吐、哕逆。

【药性分析】苦，微寒。归肺、胃经。

【功效】清肺止咳，降逆止呕。

【适应证】肺热咳嗽，气逆喘急。胃热呕吐，哕逆。

【用量用法】水煎服，5～10克，止咳宜炙用，止呕宜生用。

【使用注意】胃寒呕吐及肺感风寒咳嗽者忌之。

【附方】1. 枇杷叶散（《圣惠》卷八十二）　枇杷叶（拭去毛，微炙黄）一分，母丁香一分。功效：降逆止呕。主治：小儿吐乳不定。

2. 枇杷蜜汤（《医学从众录》卷二）　枇杷（去毛）五十叶，冬蜜一茶匙。功效：清肺止咳。主治：痰火咳嗽。

【歌括】连翘排疮脓与肿毒

【白话解】连翘散结消肿排脓，治疗痈肿疮毒。

【药性分析】苦，微寒。归肺、心、小肠经。

【功效】清热解毒，消肿散结，疏散风热。

【适应证】痈肿疮毒，瘰疬痰核。风热外感，温病初起。热淋涩痛。

【用量用法】水煎服，6~15克。

【使用注意】脾胃虚寒及气虚脓清者不宜用。

【附方】1. 连翘归尾煎（《景岳全书》卷五十一） 连翘七八钱，归尾三钱，甘草一钱，金银花、红藤各四五钱。功效：清热解毒，活血止痛。主治：一切无名痈毒、丹毒、流注等毒有火者。

2. 翘荷汤（《温病条辨》卷一） 薄荷一钱五分，连翘一钱五分，生甘草一钱，黑栀皮一钱五分，桔梗二钱，绿豆皮二钱。功效：清上焦气分之燥热。主治：燥气化火，清窍不利者。

【歌括】石楠叶利筋骨与毛皮

【白话解】石楠叶能强壮筋骨，疏散在表之风邪。

【药性分析】辛、苦，平。有小毒。归肝、肾经。

【功效】祛风湿，通经络，益肾气。

【适应证】风湿痹证，头风头痛，风疹瘙痒。

【用量用法】水煎服，10~15克。外用适量。

【附方】1. 外应散（《医方大成》卷五） 石楠叶、矮樟叶、西江杉片、藿香、紫金皮、藁本、独活、大蓼、白芷、紫苏、羌活各等份。功效：燥湿清热止痒。主治：脚气。

2. 葵子散（《外台秘要》卷二十七） 葵子半斤，滑石二两，石楠叶一两，地榆三两，石韦（去毛）一两，通草一两。功效：祛湿，利小便。主治：淋证。

【歌括】谷芽养脾

【白话解】谷芽具健脾之效。

【药性分析】甘，温。归脾、胃经。

【功效】消食和中，健脾开胃。

【适应证】米面薯芋食滞证及脾虚食少消化不良。

【用量用法】水煎服，9～15克。生用长于和中；炒用偏于消食。

【使用注意】胃下垂者忌用。

【附方】1. 加味四君汤（《辨证录》卷十）　白术三钱，茯苓三钱，人参、谷芽各一钱，甘草、神曲各五分，砂仁一粒。功效：健胃消食化积。主治：胃气虚弱，饥饿之后，腹中肠鸣，手按之鸣少止者。

2. 加味异功散（《疹疹一得》卷下）　人参一钱，白术一钱，茯苓一钱，陈皮一钱，山楂二钱，谷芽三钱，甘草五分，砂仁八分，生姜一片，黑枣三个。功效：健脾养胃。主治：疹疹愈后，脾胃虚弱，食少不化。

【歌括】阿魏①除邪气而破积

【注释】

①阿魏：为一种伞形科植物。根茎的浆液干燥后，中医用为帮助消化、杀虫解毒的药物。 阿魏是新疆一种独特的药材。

【白话解】阿魏能祛除邪气，消积散结。

【药性分析】苦、辛，温。归肝、脾、胃经。

【功效】化癥散痞，消积，杀虫。

【适应证】癥瘕痞块。肉食积滞。

【用量用法】内服，1～1.5克，多入丸、散，不宜入煎剂。外用适量，多入膏药。

【使用注意】脾胃虚弱及孕妇忌用。

【附方】1. 阿魏丸（《丹溪心法》卷三）　连翘一两，山楂二两，黄连一两二钱，阿魏二两。功效：消食化积，清热散结。主治：肉积。

2. 阿魏丸(《医学纲目》卷三十八) 阿魏一两，黄连（酒煮）六两。功效：行气散痞。主治：腹胀。

【歌括】紫河车①补血

【注释】

①紫河车，指人类的胎盘，中医认为，胎盘有补肾益精，益气养血之功。

【白话解】紫河车具有补血之效。

【药性分析】甘、咸，温。归肺、肝、肾经。

【功效】补肾益精，养血益气。

【适应证】阳痿遗精，腰酸头晕耳鸣。气血不足诸证。肺肾两虚之咳喘。

【用量用法】研末装胶囊服，1.5～3克，也可入丸、散。如用鲜胎盘，每次半个至一个，水煮服食。

【使用注意】阴虚火旺不宜单独应用。

【附方】1. 大造丸(《女科指掌》卷一) 紫河车（米泔净，去红筋，砂锅煮烂，捣）一具，败龟板（童便浸，酥炙）二两，黄柏（盐酒炒）一两五钱，杜仲（盐炒）二两，牛膝二两，茯苓二两，地黄（酒煮，入砂仁六钱）三两，天冬（去心）一两二钱，麦冬（去心）一两二钱，五味七钱，当归二两。功效：益肾填精，滋阴清热。主治：虚损劳伤，咳嗽潮热。

2. 紫河车散(《圣济总录》卷三十) 紫河车三分，朴消、甘草（生）各半两，蛤粉一分。功效：温阳止血。主治：伤寒吐血，烦躁。

【歌括】 大枣和药性以开脾

【白话解】 大枣具健脾开胃，缓和药性之效。

【药性分析】 甘，温。归脾、胃心经。

【功效】 补中益气，养血安神。

【适应证】 脾虚证。脏躁及失眠证。

【用量用法】 擘破煎服，6～15克。

【使用注意】 凡有湿痰、积滞、齿病、虫病者，均不相宜。

【附方】 1. 茯苓桂枝甘草大枣汤(《伤寒论》)　茯苓半斤，桂枝（去皮）四两，甘草（炙）二两，大枣（擘）十五枚。功效：温阳行水，理气降逆。主治：发汗后，其人脐下悸，欲作奔豚。伤寒发汗后，腹下气满，小便不利。

2. 十枣汤(《伤寒论》)　芫花（熬）、甘遂、大戟等份，大枣十个。功效：攻逐水饮。主治：悬饮，咳唾胸胁引痛，心下痞硬，干呕短气，头痛目眩，胸背掣痛不得息。

【歌括】 然而鳖甲治痨疟，兼破癥瘕

【白话解】 鳖甲治疗痨瘵、疟疾，又能散结破癥瘕。

【药性分析】 甘、咸，寒。归肝、肾经。

【功效】 滋阴潜阳，退热除蒸，软坚散结。

【适应证】 肝肾阴虚证。癥瘕积聚。

【用量用法】 水煎服，9～24克。宜先煎。本品经砂炒醋淬后，有效成分更容易煎出；其可去其腥气，易于粉碎，方便制剂。

【使用注意】 脾胃虚寒，食少便溏及孕妇禁服。

【附方】1. 青蒿鳖甲汤(《温病条辨》卷三)　青蒿三钱，知母二钱，细生地四钱，鳖甲五钱，丹皮二钱。功效：养阴透热。主治：邪热内伏阴分之夜热早凉，热退无汗，能食形瘦，舌红少苔，脉数。

2. 鳖甲煎丸(《金匮要略》)　鳖甲(炙)十二分，乌扇(炮)三分，黄芩三分，柴胡六分，鼠妇(熬)三分，干姜三分，大黄三分，芍药五分，桂枝三分，葶苈(熬)一分，石韦(去毛)三分，厚朴三分，牡丹(去心)五分，瞿麦二分，紫葳三分，半夏一分，人参一分，䗪虫(熬)五分，阿胶(炙)三分，蜂窠(炙)四分，赤硝十二分，蜣螂(熬)六分，桃仁二分。功效：消痞化积，活血化瘀，疏肝解郁。主治：疟疾日积不愈，胁下痞硬有块之疟母。

【歌括】龟甲坚筋骨，更疗崩疾

【白话解】龟板具强筋健骨之效，又能治疗崩漏。

【药性分析】甘，寒。归肾、肝、心经。

【功效】滋阴潜阳，益肾健骨，养血补心。

【适应证】肝肾阴虚所致的阴虚阳亢，阴虚内热，阴虚风动证。肾虚筋骨痿弱。阴血亏虚之惊悸，失眠，健忘。

【用量用法】水煎服，9～24克。宜先煎。本品经砂炒醋淬后，有效成分更容易煎出；并除去腥气，便于制剂。

【使用注意】阳虚有寒者慎用。

【附方】1. 大定风珠(《温病条辨》卷三)　生白芍六钱，阿胶三钱，生龟板四钱，干地黄六钱，麻仁二钱，五味子二钱，生牡蛎四钱，麦冬(连心)六钱，炙甘草四钱，鸡子黄(生)二枚，鳖甲(生)四钱。功效：滋阴潜阳，息风止痉。主治：热邪久羁，吸烁真阴，或因误表，或因妄攻，神倦瘛疭，脉气虚弱，舌绛苔少，时时欲脱者。肝肾阴血极虚，内风煽动不息，眩晕不能张目，耳鸣，筋惕肉瞤，心慌泛漾。

2. 镇肝息风汤(《医学衷中西参录》)　怀牛膝一两，生赭石(轧细)一两，生龙骨(捣碎)五钱，生牡蛎(捣碎)五钱，生龟板(捣碎)五钱，生杭芍五钱，玄参五钱，天冬五钱，川楝子(捣碎)二钱，生麦芽二钱，茵陈二钱，甘草一钱半。功效：平肝潜阳，息风止痉。主治：类中风之头目眩晕，目胀耳鸣，脑部热痛，心中烦热，面色如醉，或时常噫气，或肢体渐觉不利，口角渐形歪斜；甚或眩晕颠仆，昏不知人，移时始醒；或醒后不能复原，脉弦长有力者。

【歌括】乌梅主便血疟痢之用

【白话解】乌梅主治便血、疟疾、痢疾。

【药性分析】酸、涩，平。归肝、脾、肺、大肠经。

【功效】敛肺止咳，涩肠止泻，安蛔止痛，生津止渴。

【适应证】肺虚久咳。久泻，久痢。蛔厥腹痛，呕吐。虚热消渴。

【用量用法】水煎服，3～10克，大剂量可用至30克。外用适量，捣烂或炒炭研末外敷。止泻止血宜炒炭用。

【使用注意】外有表邪或内有实热积滞者均不宜服。

【附方】1. 乌梅丸(《伤寒论》)　乌梅三百枚，细辛六两，干姜十两，黄连十六两，当归四两，附子(去皮炮)六两，蜀椒四两，桂枝(去皮)、人参、黄柏各六两。功效：温脏驱蛔。主治：脏寒蛔厥证及久痢。

2. 连梅汤(《温病条辨》卷三)　黄连二钱，乌梅(去核)三钱，麦冬(连心)三钱，生地三钱，阿胶二钱。功效：清心泻火，滋肾养液。主治：暑邪深入少阴消渴者，入厥阴麻痹者，及心热烦躁神迷甚者。

【歌括】竹沥治中风声音之失

【白话解】竹沥能治疗中风失音。

【药性分析】甘，寒。归心、肺、肝经。

【功效】清热豁痰，定惊利窍。

【适应证】痰热咳喘，中风痰迷，惊痫癫狂。

【用量用法】内服 30～50 克，冲服。本品不能久藏，但可熬膏瓶贮，称竹沥膏；近年用安瓿瓶密封装置，可以久藏。

【使用注意】本品性寒滑，对寒痰及便溏者忌用。

【附方】1. 芥子竹沥汤（《重订通俗伤寒论》）　淡竹沥三瓢，黄荆沥二瓢，生姜汁四滴，陈绍酒二小匙，白芥子八分。功效：化痰通络。主治：痰注，湿痰挟瘀血流注经络，日久见手足牵引，四肢麻木，骨节串疼，或肿而痛者。

　2. 竹沥达痰丸（《摄生众妙方》卷六）　半夏二两，人参（去芦）一两，白茯苓（去皮）二两，陈皮（去白）二两，甘草（炙）一两，白术（微火炒过）三两，大黄（酒浸透熟，晒干后用）三两，黄芩（酒炒）三两，沉香（用最高者）五钱，礞石（捣碎，用焰消一两和匀，放入销银锅内，上用瓦片盖之，用盐泥固济晒干，以炭煅过，如金黄色者可用）一两，竹沥一大碗半。功效：理气化痰，消积散结。主治：痰积、痰涎凝聚成积，结在胸膈，吐咯不出，咽门至胃脘窄狭如线疼痛，目眩头旋，腹中累累有块；颈项痰核。

【歌括】此六十八种药性之平者也

【白话解】此六十八味药物药性为平性。

附录一

十八反

> 本草明言十八反，　半蒌贝蔹及攻乌，
> 藻戟遂芫俱战草，　诸参辛芍叛藜芦。

　　"十八反歌"最早见于张子和《儒门事亲》。共载（性味）相反中药十八种，即：乌头反贝母、瓜蒌、半夏、白及、白蔹；甘草反甘遂、大戟、海藻、芫花；藜芦反人参、丹参、玄参、沙参、细辛、芍药。

十九畏

> 硫黄原是火中精，　朴硝一见便相争，
> 水银莫与砒霜见，　狼毒最怕密陀僧，
> 巴豆性烈最为上，　偏与牵牛不顺情，
> 丁香莫与郁金见，　牙硝难合京三棱，
> 川乌、草乌不顺犀，　人参最怕五灵脂，
> 官桂善能调冷气，　若逢石脂便相欺，
> 大凡修合看顺逆，　炮爁炙煿莫相依。

　　"十九畏"歌诀首见于明·刘纯《医经小学》。指出了共

19 个相畏的药物，即：硫黄畏朴硝，水银畏砒霜，狼毒畏密陀僧；巴豆畏牵牛，丁香畏郁金，川乌、草乌畏犀角，牙硝畏三棱，官桂畏赤石脂，人参畏五灵脂。

附录二

药名索引

185